Bachmann · Schleinkofer
Natürlich gesund mit Kneipp

Die Autoren

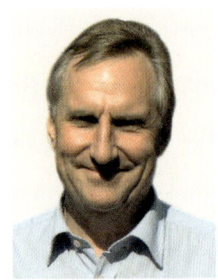

Dr. med. Robert M. Bachmann ist Facharzt für Allgemeinmedizin und Naturheilverfahren sowie Badearzt. Er leitet die Abteilung für Naturheilverfahren in der Reithofpark-Klinik Bad Feilnbach sowie die Praxisklinik für Naturheilverfahren in Bad Wörishofen. Seit vielen Jahren wendet er die Kneipp-Wassertherapie mit großem Erfolg an. Die Sebastian-Kneipp-Stiftung erachtet seine wissenschaftlichen Arbeiten als elementar für die Kneipp-Therapie und verlieh ihm 2011 hierfür einen Sonderpreis. »Das Beste gegen Krankheit ist, etwas für die Gesundheit zu tun« lautet sein Kneipp'sches Credo, das er täglich in Form von Wasseranwendungen und einer ausgewogenen Ernährung – auch regelmäßigem Fasten – lebt.

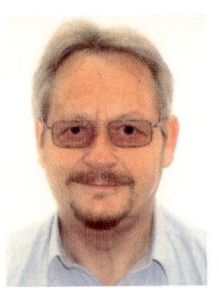

German M. Schleinkofer ist Masseur und medizinischer Bademeister. Nach 29 Jahren als leitende Lehrkraft an der Sebastian-Kneipp-Schule in Bad Wörishofen hält er nun weltweit Seminare und Workshops zur Hydrotherapie. In seiner Freizeit folgt er mit Begeisterung seinem Wahlspruch »Es ginge alles besser, wenn man mehr ginge!« und so wandert er auf dem 48. Breitengrad um die Erde. Der 1. Kontinent – Europa – ist bereits erkundet – als Nächstes folgen Kanada und die USA.

Dr. Robert M. Bachmann
German M. Schleinkofer

Natürlich gesund mit Kneipp

Fit und schön:
über 60 Wasseranwendungen für zu Hause

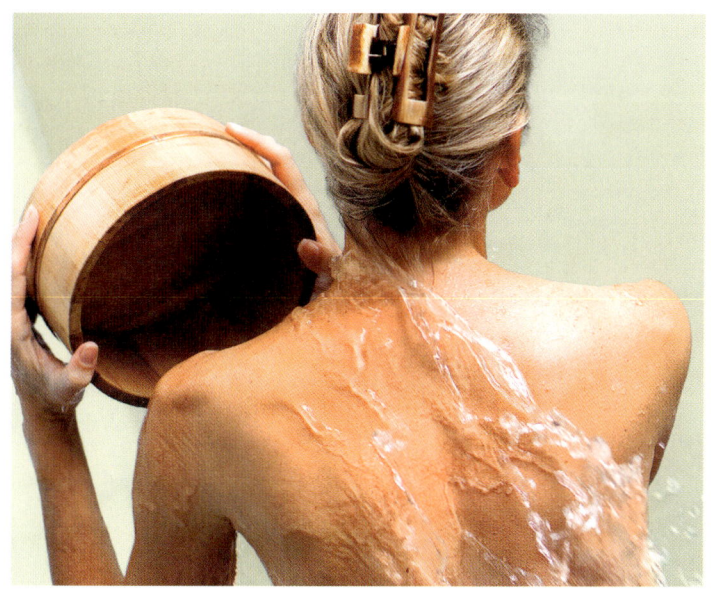

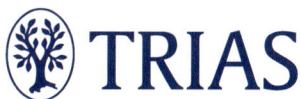

Inhalt

6 **Zu diesem Buch**

9 **Rund ums Kneippen**
10 **Kneipp zur Gesundheitspflege und zum Wohlfühlen**
11 Die Kneipp-Gesundheitspflege-Tabelle
20 Die Kneipp-Wellness-Tabelle
22 **Die klassische Kneipp-Therapie**
23 Die fünf Säulen der Kneipp-Therapie
25 Die Hydrotherapie
32 **Moderne Kneippsche Ansätze**
32 Sauna
34 Schwimmen als Therapie
35 Richtiges Duschen/Wechselduschen
36 Hot Whirlpool (Heißwasser-Sprudelbad, Jacuzzi)

39 **Die Anwendungen**
40 **Waschungen**
42 Oberkörperwaschung
44 Unterkörperwaschung
46 Ganzwaschung
48 Serienwaschung
49 Leibwaschung
50 **Güsse**
53 Armguss mit Brustguss kalt
54 Knieguss kalt
56 Knieguss kalt – therapeutische Variante
57 Wechselknieguss
59 Wechselknieguss – therapeutische Variante
60 Schenkelguss kalt
62 Schenkelguss kalt – therapeutische Variante
63 Wechselschenkelguss
65 Wechselschenkelguss – therapeutische Variante
66 Lumbalguss temperatursteigend
68 Nackenguss heiß
70 Armguss kalt
72 Wechselarmguss
73 Gesichtsguss kalt
74 Vollguss kalt
78 **Wickel**
84 Wadenwickel kalt
86 Lendenwickel kalt
88 Nasse Strümpfe
89 Brustwickel heiß
90 Brustwickel kalt
92 Halswickel kalt

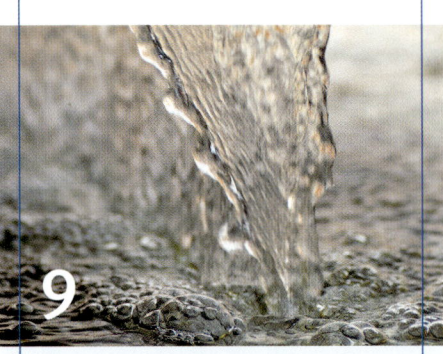

Rund ums Kneippen
Wasser ist Leben, Bewegung, Erfrischung- und Gesundheit! Mit der Kneipp-Therapie können Sie aktiv Ihre Gesundheit pflegen. Lernen Sie die vielfältigen Einsatzmöglichkeiten kennen und erfahren Sie, wie Sie die Kneipp-Therapie bei akuten und chronischen Erkrankungen anwenden können.

INHALT

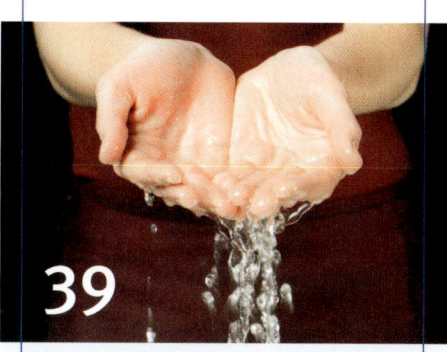

Die Anwendungen
Waschungen, Güsse, Wickel und Packungen sind verschiedene Anwendungsarten der Kneipp-Wassertherapie. In diesem Kapitel lernen Sie, wie Sie die einzelnen Anwendungen richtig durchführen und was Sie dafür benötigen. So können Sie Ihr Wohlbefinden rasch und wirksam steigern.

- 94 **Packungen**
- 96 Heublumensack im Nacken
- 98 Heublumensack am Rücken
- 100 Dampfkompresse
- 102 Herzkompresse kalt
- 104 Leibauflage heiß
- 106 Leibauflage kalt
- 107 Quarkauflage
- 108 Heiße Rolle
- 110 **Dämpfe**
- 112 Kopfdampf

- 114 **Bäder**
- 118 Armbad kalt
- 120 Armbad warm
- 121 Armbad temperatursteigend
- 122 Wechselarmbad
- 124 Fußbad kalt
- 125 Fußbad warm
- 126 Fußbad temperatursteigend
- 128 Wechselfußbad
- 130 Sitzbad warm
- 132 Sitzbad temperatursteigend
- 133 Wechselsitzbad
- 134 Dreiviertelbad warm
- 135 Halbbad kalt
- 136 Vollbad warm
- 138 Abgießung nach warmen Anwendungen
- 140 **Abhärtung**
- 141 Luftbad
- 142 Trockenbürsten der Haut
- 144 Lichtbad/Sonnenbad
- 146 Wassertreten
- 148 Taulaufen
- 149 Schneegehen

- 151 **Service**
- 152 Ihre Kneipp-Hausapotheke
- 153 Strickanleitung für Kneipp-Strümpfe
- 154 Machen Sie die Kneipp-Therapie zu Ihrem Beruf!
- 155 Bücher zum Weiterlesen
- 155 Bezugsquellen für Kneipp-Artikel
- 155 Internet-Info
- 156 Adressen, die weiterhelfen
- 157 Register

Vorwort

Zu diesem Buch

In unserer Zeit stehen Gesundheit und Leistungsfähigkeit bei fast allen Menschen ganz oben auf der Wunschliste. Ein großer Teil der Verantwortung hierfür liegt bei uns. Da Sie dieses Buch zur Hand genommen haben, gehören Sie sicherlich zu denjenigen, die Initiative ergreifen und diese Verantwortung tatsächlich selbst übernehmen wollen.

Sind Sie gesund und möchten vorbeugend etwas dafür tun, dass Ihnen diese Gesundheit möglichst lange erhalten bleibt? Möchten Sie den kleinen, aber oft lästigen Befindlichkeitsstörungen des Alltags mit natürlichen Mitteln wirksam begegnen? Oder wollen Sie Begleiterscheinungen bzw. Folgen ernster Krankheiten besser in den Griff bekommen? – Dann ist die Kneipp-Therapie das Richtige für Sie!

Kernpunkt dieses Buches ist einer der fünf Bereiche der Kneipp-Therapie: die Wassertherapie in praktischer Anwendung und Handhabung. Dabei kommt Ihnen die große Erfahrung der Autoren zugute, die sie in der langjährigen Behandlung von Patienten bzw. als Ausbilder im medizinischen Badewesen gewonnen haben. Viele der weit über hundert Kneipp-Anwendungen, die auch in den physikalischen Abteilungen der Krankenhäuser nutzbringend eingesetzt werden, können Sie mit einfachen Mitteln auch im Alltag zu Hause durchführen.

Für Menschen, deren Gesundheitszustand in der Grauzone zwischen »nicht mehr völlig gesund« und »noch nicht eindeutig krank« liegt, bietet die Kneipp-Wassertherapie eine breite Palette zur Selbsthilfe. Schlafstörungen und Infektanfälligkeit, um nur zwei Beispiele sog. Befindlichkeitsstörungen zu nennen, lassen sich in vielen Fällen einfach, »kostenextensiv« und äußerst effektiv beeinflussen und können damit auch einem übermäßigen Medikamentenverbrauch entgegenwirken.

Darüber hinaus sind Wasser und Bewegung als natürliche Lebensreize bestens dazu geeignet, dem »verkopften« Menschen unserer Tage wieder zu mehr Körpergefühl zu verhelfen. Ein warmes Teilbad oder ein erfrischender Guss erwärmt und entspannt oder regt an und erfrischt ... und führt auf Dauer zu einer größeren Sensibilität gegenüber den Regelvorgängen des Körpers: ein wahres »Bio-Feedback«! Positive Erfahrungen verstärken sich selbst. Auch so entsteht eine erhöhte Bereitschaft zu gesundheitsbewusstem Verhalten.

Eines soll nicht verschwiegen werden: Zu manchen Kneipp-Anwendungen gehört (meist nur anfangs) eine Portion Selbstüberwindung. Doch die Belohnung liegt nahe: Während der oder im Anschluss an die Anwendung stellt sich das Wohlgefühl ein. Das gute und runde Körpergefühl nach einer Kneipp-Anwendung ist das sicherste Zeichen dafür, dass sie in Art und Stärke richtig zum Einsatz kam.

Die meisten Anwendungen lassen sich mit ein wenig Überlegung auch zeitlich einfach in den Tagesablauf integrieren. Suchen Sie sich das für Sie Passende heraus oder fragen Sie Ihren Arzt, mit welchen Anwendungen Sie seine Therapie am wirkungsvollsten unterstützen können. Weitere Informationen finden Sie auch auf unseren Seiten im Internet (www.drbachmann.de und www.klinik-naturheilverfahren.de). Und dann sollte Sie nichts mehr daran hindern, neben der Küche fortan auch Ihr Badezimmer zum häuslichen Gesundheitszentrum zu machen.

Viel Erfolg dabei wünschen Ihnen

Robert M. Bachmann
German M. Schleinkofer

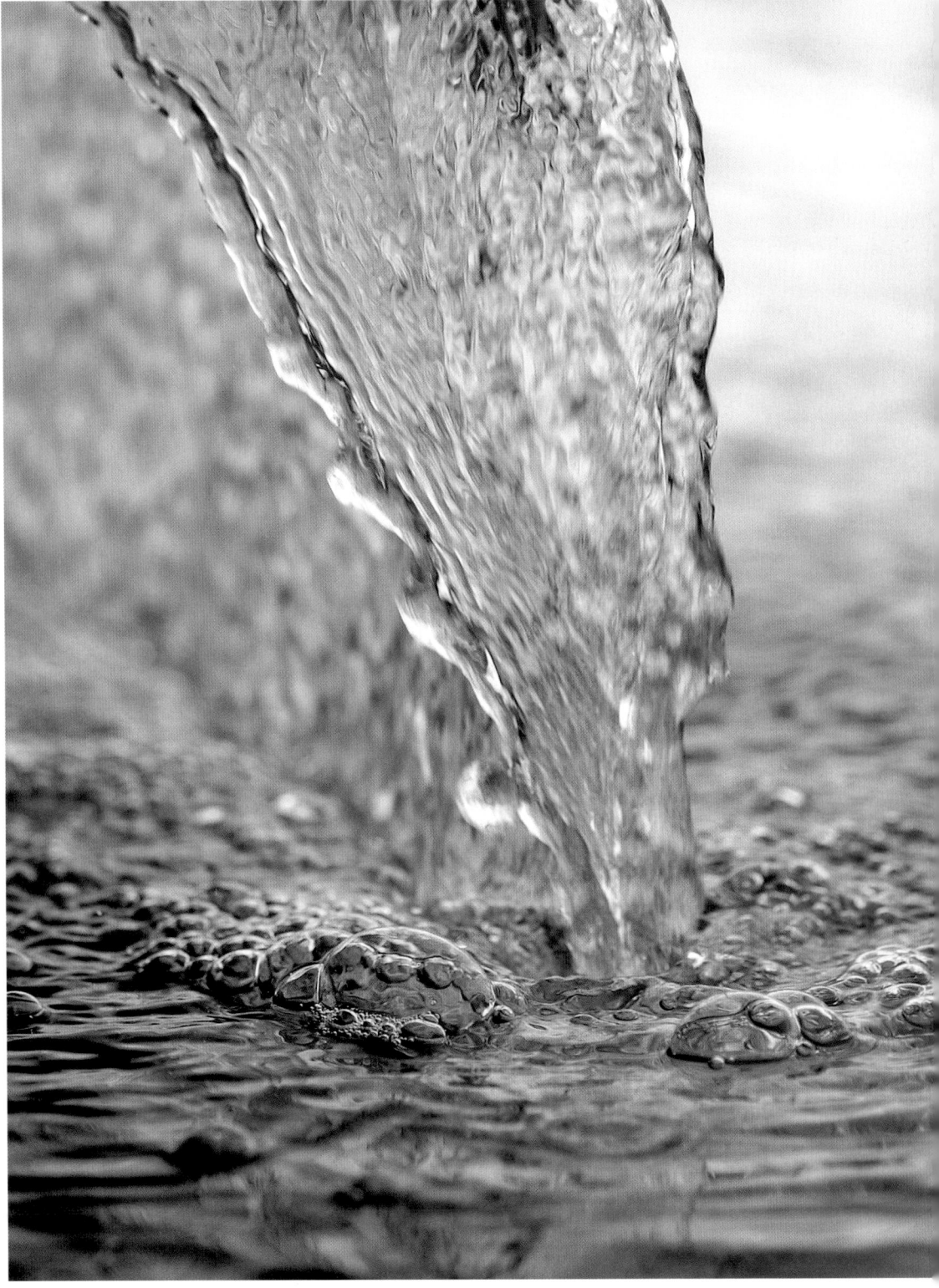

Rund ums Kneippen

Was verbinden Sie mit »Wasser«? Leben, Bewegung, Erfrischung ... und vielleicht auch »Kneipp«? Dann sind Sie nicht allein: Das von dem Wörishofener Pfarrer Sebastian Kneipp (1821–1897) entwickelte Therapiekonzept blickt nicht nur auf über 100 Jahre Anwendungspraxis zurück – es genießt sowohl in der medizinischen Fachwelt als auch in der Öffentlichkeit breite Anerkennung und große Beliebtheit.

Kneipp zur Gesundheitspflege und zum Wohlfühlen

Gleich zum Einstieg erhalten Sie in diesem Kapitel einen Überblick über die vielfältigen Einsatzmöglichkeiten der Kneipp-Therapie in Form einer Gesundheitspflege-Tabelle bzw. der Wellness-Tabelle. Hierin suchen Sie den Anwendungszweck oder das Symptom, das Sie behandeln wollen, und finden dort verschiedene besonders geeignete Anwendungsbeispiele.

Die Kneipp-Therapie findet bei der Vorbeugung, Behandlung und Nachbehandlung vieler akuter und chronischer Krankheiten Anwendung. Am wirkungsvollsten ist sie bei Zivilisationskrankheiten und den sog. funktionellen Krankheitsbildern, d.h. bei Krankheiten, bei denen (noch) keine Organveränderungen eingetreten sind. Die Kneipp-Therapie ist aber auch ideal für Gesunde zur Steigerung des Wohlbefindens.

Die Kneipp-Therapie empfiehlt sich **zur Vorbeugung** von beispielsweise Erkältungen, zur Leistungssteigerung, zur Minderung der Stressanfälligkeit sowie **zur Behandlung** von:
- Herz- und Kreislaufstörungen, hohem und niedrigem Blutdruck, Durchblutungsstörungen der Arterien (AVK) und Venenleiden (Krampfadern, Thromboseneigung),
- nervösen Störungen (z.B. körperliche und geistig-seelische Erschöpfung bei Überlastung, Niedergeschlagenheit, depressive Verstimmung, psychosomatische Krankheiten, Schlafstörungen),
- Stoffwechselstörungen und Störungen der Drüsenfunktionen (z.B. Alterszuckerkrankheit – Diabetes mellitus, »Wohlstandssyndrom« – metabolisches Syndrom),
- Erkrankungen des Bewegungsapparates: Gelenkentzündung (Arthritis), Gelenkverschleiß (Arthrose), Knochenentkalkung (Osteoporose), Gicht und Weichteilrheumatismus,
- Erkrankungen der Bauchorgane (z.B. Darmkrämpfe ohne Fieber),
- Nieren- und Blasenleiden, Beschwerden bei vergrößerter Prostata,
- Frauenkrankheiten (z.B. Menstruationsstörungen, chronische Unterleibsentzündungen, Wechseljahresbeschwerden) sowie von
- Erkrankungen der Atemwege (chronische Entzündung der Luftwege – Bronchitis, Nebenhöhlenentzündung u.a.).

Für Gesunde. Wenn Sie gesund sind und die Anwendungen zur Vorbeugung bzw. Gesunderhaltung durchführen möchten, ist eine vorherige ärztliche Untersuchung nicht unbedingt nötig.

> ## EXPERTEN-RAT
>
> ### Rücksprache mit dem Arzt
>
> Um organische Störungen und Organveränderungen auszuschließen, muss jeder Kneipp-Behandlung eine gründliche Untersuchung und Diagnostik durch den Arzt vorausgehen!
> Als alleinige Behandlungsmethode verbieten sich Kneipp-Anwendungen (wie auch andere naturheilkundliche Behandlungsmethoden) bei schweren Infektionskrankheiten und operationsbedürftigen Krankheitsbildern. Sie können hier jedoch oftmals als begleitende Hilfsmethode sinnvoll sein (z. B. Wadenwickel und Serienwaschungen bei Fieber). Eine genaue Rücksprache mit dem behandelnden Arzt und die Abstimmung zu weiteren Maßnahmen sind unumgänglich.

Für Kranke. Wenn Sie jedoch bereits eingetretene Erkrankungen mit Kneipp-Anwendungen behandeln wollen, sollten Sie unbedingt Ihren Arzt zu Rate ziehen. In diesem Fall ist es evtl. auch sinnvoll, wenn Sie zunächst eine Kneippkur unter der Leitung eines erfahrenen Kneipp-Kurarztes in einem Kneipp-Heilbad durchführen und das dort Erlernte dann zu Hause fortführen. Auch hierfür gibt das vorliegende Buch wertvolle Hinweise.

Bei ärztlicher Empfehlung zum »Kneippen«. Wenn Ihr Arzt Ihnen das »Kneippen« empfohlen hat, ohne sich näher zu äußern, gehen Sie mit diesem Buch zu ihm und fragen ihn, welche Anwendungen für Ihren Zustand am besten geeignet sind.

Die Kneipp-Gesundheitspflege-Tabelle

Die in der folgenden Tabelle aufgeführten Beschwerden, Symptome bzw. Anwendungsziele sind in alphabetischer Reihenfolge sortiert. Die jeweiligen Anwendungen werden Ihnen einzeln und ausführlich im zweiten Teil des Buches unter »Anwendungen« (siehe Kapitel Moderne Kneippsche Ansätze) erläutert. Was es mit der Reizstärke auf sich hat und was Sie dabei beachten müssen, erfahren Sie im Kapitel »Die Hydrotherapie«.

Sebastian Kneipp selbst meinte zur Reizstärke: »Ich warne vor jedem zu häufigen und zu starkem Gebrauch des Wassers, der Nutzen kehrt sich sonst zu Schaden und das hoffende Vertrauen des Patienten in Entsetzen!«

Rund ums Kneippen

Anwendungsempfehlungen – nur nach Rücksprache mit dem Arzt!

Beschwerde, Symptom, Anwendungsziel	Anwendung	Reizstärke	Bemerkungen
»Abhärtung«	▪ Lichtbad (siehe Seite 144) ▪ Luftbad (siehe Seite 141) ▪ Trockenbürsten (siehe Seite 142) ▪ Wassertreten (siehe Seite 146) ▪ Taulaufen (siehe Seite 148) ▪ Schneegehen (siehe Seite 149) ▪ Oberkörperwaschung (siehe Seite 42) ▪ Unterkörperwaschung (siehe Seite 44) ▪ Ganzwaschung (siehe Seite 46) ▪ Güsse (siehe Seite 50 ff.) ▪ Armbad kalt (siehe Seite 118 ff.) ▪ Sauna (siehe Seite 32)	◊ ◊ ◊ ◊/◊◊ ◊/◊◊ ◊◊ ◊ ◊ ◊◊ ◊/◊◊/◊◊◊ ◊ ◊◊◊	Erst die regelmäßige Anwendung führt zum Erfolg! Steigern Sie die Reizstärke allmählich.
Arthrose (z. B. im Schulter-, Arm- und Kniegelenk)	▪ Heublumensack (siehe Seite 94)	◊/◊◊◊	Heiße Anwendungen sind wohltuend. Aber nie bei akuter Entzündung anwenden!
Asthma bronchiale	▪ Brustwickel (siehe Seite 89) ▪ warm/heiß ansteigendes Armbad (siehe Seite 121) ▪ Sauna (siehe Seite 32) ▪ Heusack Brust (siehe Seite 94)	◊◊ ◊◊ ◊◊◊ ◊◊◊	Zusatz: Thymian, Fichtennadel Wickel nicht zu eng anlegen (subjektive Luftnot!).
Blähungen	▪ Leibauflage heiß (siehe Seite 104)	◊◊	zusätzlich evtl. Einreibung mit Kümmelöl
Blasenentzündung	▪ Heusack (siehe Seite 94) ▪ Sitzbad warm (siehe Seite 130) ▪ ansteigendes Fußbad (siehe Seite 126)	◊◊ ◊ ◊◊	Bei häufiger Blasenentzündung auch auf die Hygiene achten.

Beschwerde, Symptom, Anwendungsziel	Anwendung	Reizstärke	Bemerkungen
Blutdruck, hoher	▪ Dreiviertelbad (siehe Seite 134) ▪ Trockenbürsten (siehe Seite 142) ▪ Wechselkniguss (siehe Seite 57) ▪ Wadenwickel (siehe Seite 84) ▪ Sauna ohne Tauchbad (siehe Seite 32)	◊◊◊ ◊◊ ◊◊ ◊◊ ◊◊◊	Zusatz: Melisse, Baldrian Vorsicht: Zu langes/ zu heißes Bad belastet das Herz.
Blutdruck, niedriger	▪ Trockenbürsten (siehe Seite 142) ▪ Wechselarmbad (siehe Seite 122) ▪ Wechselfußbad (siehe Seite 128) ▪ Wechselarmguss (siehe Seite 72) ▪ Wechselkniguss abends (siehe Seite 57) ▪ Sauna (siehe Seite 32)	◊◊ ◊ ◊ ◊ ◊◊ ◊◊◊	Zusatz (morgens): Rosmarin Regelmäßige Mahlzeiten und regelmäßige Bewegung sind ebenso wichtig.
Bronchitis	▪ Brustwickel heiß (siehe Seite 89) ▪ Heusack Brust (siehe Seite 94) ▪ ansteigendes Fußbad (siehe Seite 126) ▪ Kopfdampfbad mit Kamille oder Thymian (siehe Seite 112)	◊◊ ◊◊◊ ◊◊ ◊	bei chronischer Bronchitis auch abhärtende Kneipp-Anwendungen.
Ekzem (Neurodermitis, chronische Ekzeme bei Kontaktallergie, strapazierter Haut)	▪ Teilbad des betroffenen Gebietes (siehe Seite 134) ▪ Auflagen (siehe Seite 94)	◊ ◊	Zusatz: Molke, Haferstroh, bei nässendem Ekzem Eichenrinde, Kamillenblüten Juckreizstillend: Weizenkleie, Molke.

RUND UMS KNEIPPEN

Beschwerde, Symptom, Anwendungsziel	Anwendung	Reizstärke	Bemerkungen
Entzündungen (Haut, Gelenke, Venen)	– Quarkauflage kalt (siehe Seite 107) – Teilbad oder Auflage mit Molke	○ ○	akute Entzündungen kalt behandeln
Erkältungskrankheiten	– ansteigendes Fußbad (siehe Seite 126) – Brustwickel heiß (Zusatz: Thymian) (siehe Seite 89) – Kopfdampf mit Kamille (siehe Seite 112)	○○ ○○ ○	im Anfangsstadium bei Kältegefühl, Niesen, Halskitzeln, Unwohlsein
Erschöpfung, nervöse Fehlregulation (vegetative Dystonie)	– Waschungen (siehe Seite 40) – Trockenbürsten (siehe Seite 142) – Wassertreten (siehe Seite 146) – Taulaufen (siehe Seite 148) – Bäder (siehe Seite 114) – Luftbad (siehe Seite 141) – Sauna (siehe Seite 32)	○ ○○ ○○ ○○ ○ ○ ○○/○○○	Zusätze: Fichtennadel, Melisse, Baldrian
Fieber	– Wadenwickel (siehe Seite 84) – Serienwaschung (siehe Seite 48)	○ ○	bei Wärmebedürfnis im Fieberanstieg: noch keine Kühlung
Fitness	– Sauna (siehe Seite 32) – Lichtbad (siehe Seite 144) – Luftbad (siehe Seite 141) – Trockenbürsten (siehe Seite 142) – Wassertreten (siehe Seite 146) – Taulaufen (siehe Seite 148) – Schneegehen (siehe Seite 149) – Oberkörperwaschung (siehe Seite 42) – Unterkörperwaschung (siehe Seite 44) – Ganzwaschung (siehe Seite 46) – Güsse (siehe Seite 50 ff.) – Armbad kalt (siehe Seite 120) – Wechselduschen (siehe Seite 35)	○○○ ○ ○ ○ ○○ ○○ ○○ ○ ○ ○○ ○/○○/○○○ ○ ○○	Regelmäßige Kneipp-Anwendungen trainieren alle Regulationskreise im Körper.

Beschwerde, Symptom, Anwendungsziel	Anwendung	Reizstärke	Bemerkungen
grippaler Infekt	- ansteigendes Fußbad (siehe Seite 126) - Dreiviertelbad (siehe Seite 134) - Vollbad (siehe Seite 136)	҉҉ ҉҉҉ ҉҉҉	Zusatz: jeweils Thymian, Eukalyptus Vorsicht mit dem Vollbad bei labilem Kreislauf!
Halsschmerzen	- Halswickel (siehe Seite 92)	҉	Zusatz: Quark In der Regel kalter Wickel, bei besserer Verträglichkeit auch warm.
Hämorrhoiden	- Sitzbad kühl bis warm (siehe Seite 130) - Wechselsitzbad (siehe Seite 133)	҉ ҉҉	Zusätze: Kamille, Eichenrinde, Zinnkraut, Molke
Herzbeschwerden (nervöse), Herzjagen	- Herzkompresse kalt (siehe Seite 102) - Armguss oder Gesichtsguss kalt (siehe Seite 70 oder 73) - Fußbad kalt (siehe Seite 124) - Wassertreten (siehe Seite 146)	҉ ҉ ҉ ҉҉	ggf. mehrmals nacheinander anwenden
Husten (bei Infekt, Reizhusten, Raucherhusten, s. a. chronische Bronchitis)	- Kopfdampf mit Kamille oder Thymian (siehe Seite 112) - Brustwickel (siehe Seite 89)	҉ ҉҉	warmer Brustwickel zur Entspannung bei trockenem, festsitzendem Husten, kalter Wickel zur Reaktionssteigerung bei chronischer Bronchitis
Infektneigung	- Licht-, Luftbad (siehe Seite 141 und 144) - Trockenbürsten (siehe Seite 142) - Wassertreten (siehe Seite 146) - Wechselgüsse (siehe Seite 57) - Armbad kalt (siehe Seite 118) - Sauna (siehe Seite 32)	҉ ҉҉ ҉҉ ҉҉ ҉ ҉҉҉	Erst die regelmäßige Anwendung führt zum Erfolg! Steigern Sie die Reizstärke allmählich.

Beschwerde, Symptom, Anwendungsziel	Anwendung	Reizstärke	Bemerkungen
Koliken (Nabelkolik, vegetative Fehlregulation)	▪ Leibauflage heiß (siehe Seite 104) ▪ Lendenwickel (siehe Seite 86) ▪ Dampfkompresse (siehe Seite 100)	♦♦ ♦♦ ♦♦	Zusatz: Kümmelöl, evtl. sanft einmassieren
Kopfschmerzen, Migräne	▪ ansteigendes Fußbad, Knieguss (siehe Seite 126) ▪ Wechselarmguss (siehe Seite 72) ▪ Knieguss (siehe Seite 54) ▪ Wechselarmbad (siehe Seite 122) ▪ Nackenguss (siehe Seite 68) ▪ Dreiviertelbad (siehe Seite 134) ▪ Trockenbürsten (siehe Seite 142)	♦♦ ♦ ♦ ♦ ♦♦ ♦♦♦ ♦	Ziel der Kneipp-Anwendungen sind Gefäßtraining und Muskelentspannung, damit bessere Durchblutung.
Krampfadern	▪ Wassertreten (siehe Seite 146) ▪ kalter Schenkelguss (siehe Seite 60) ▪ kalter Wickel mit kurzer Liegedauer (siehe Seite 79) ▪ kühle Kneipp-Strümpfe (siehe Seite 88)	♦♦ ♦ ♦ ♦	Wickelzusatz: Lehm, Quark
Kreislaufstörungen, labiler Kreislauf	▪ Wechselarmbad (siehe Seite 122) ▪ Wechselfußbad (siehe Seite 128) ▪ Wechselknieguss (siehe Seite 57) ▪ Wechselarmguss (siehe Seite 72)	♦ ♦ ♦♦ ♦	Ursachen klären lassen! Zusätzlich Gefäßtraining durch Kneipp-Anwendungen. Zusatz: Rosmarin
Mandelentzündung (Angina tonsillaris)	▪ Halswickel (siehe Seite 92)	♦	Zusatz: Quark. In der Regel kalter Wickel, bei besserer Verträglichkeit auch warm.
Menstruationsbeschwerden	▪ Sitzbad temperaturansteigend (siehe Seite 132) ▪ Leibauflage warm (siehe Seite 104) ▪ Blitzgüsse (siehe Seite 76)	♦♦♦ ♦ ♦♦/♦♦♦	Nicht bei starker Blutung. Zusatz: Schafgarbe

Beschwerde, Symptom, Anwendungsziel	Anwendung	Reizstärke	Bemerkungen
Müdigkeit	− Armbad kalt (siehe Seite 118) − Armguss kalt (siehe Seite 70) − Trockenbürsten (siehe Seite 142)	◊ ◊ ◊	
Ohrensausen (Tinnitus)	− ansteigendes Fußbad (siehe Seite 126) − Dreiviertelbad (siehe Seite 134) − Trockenbürsten (siehe Seite 142) − Wechselarmbad (siehe Seite 122) − Gesichtsguss (siehe Seite 73)	◊◊ ◊◊◊ ◊ ◊ ◊	Zusätze: Hopfen, Melisse, Baldrian Wichtigster Rat: sich vom Geräusch ablenken, »weghören«, nie die Stille suchen.
Rheuma, entzündliches Stadium (Gelenk gerötet, überwärmt, schmerzhaft)	− kalte Waschungen (siehe Seite 40) − kalte Wickel (siehe Seite 79) − kalte Güsse (siehe Seite 106) − kalte Auflagen (siehe Seite 94)	◊ ◊◊ ◊◊ ◊	Zusatz: Quark Je entzündlicher, desto kältere Anwendungen.
Rheuma, nicht akut entzündliches Stadium, Weichteilrheuma	− Heusack (siehe Seite 94) − warme Bäder und Teilbäder (siehe Seite 114)	◊◊◊ ◊◊/◊◊◊	Eher Wärmezufuhr. Gelenk im warmen Bad möglichst bewegen. Zusatz: Fichtennadel, Wacholder
Rückenschmerzen (Ischialgie, Lumbalgie, Bandscheibenleiden)	− Heusack (siehe Seite 94) − Dampfkompresse (siehe Seite 100) − Lumbalguss (siehe Seite 66) − Sitzbad warm (siehe Seite 130) − Dreiviertelbad (siehe Seite 134) − Heiße Rolle (siehe Seite 108)	◊◊/◊◊◊ ◊ ◊◊ ◊ ◊◊◊ ◊◊	Zusatz: jeweils Heublume Nach warmer Anwendung unbedingt vor Zugluft schützen!
Schlafstörungen	− Halbbad (siehe Seite 134)	◊◊	Vorsicht: Zu lange Badedauer (über 10 Min.) und zu hohe Temperatur (über 38 °C) stören das Einschlafen. Zusatz: Melisse

Beschwerde, Symptom, Anwendungsziel	Anwendung	Reizstärke	Bemerkungen
Einschlafstörungen	▪ Leibwaschung (siehe Seite 49) ▪ Lendenwickel (siehe Seite 86) ▪ Wassertreten (siehe Seite 146) ▪ Unterkörperwaschung kalt (siehe Seite 44) ▪ nasse Strümpfe (siehe Seite 88)	💧 💧💧 💧💧 💧 💧	Vorsicht: Zu lange Badedauer (über 10 Min.) und zu hohe Temperatur (über 38 °C) stören das Einschlafen. Zusatz: Melisse
Durchschlafstörungen	▪ Unterkörperwaschung (siehe Seite 44) ▪ Wechselkniguss (siehe Seite 57) ▪ Wechselschenkelguss (siehe Seite 63) ▪ Vollbad (siehe Seite 136)	💧 💧💧 💧💧 💧💧💧	Auch wiederholt nachts ausführen. Das Schlafzimmer darf nicht zu kalt und nicht zu warm sein.
Schwindel (Blutdruck-Fehlregulation, Durchblutungsstörungen)	▪ Wechselarmbad (siehe Seite 122) ▪ Wechselfußbad (siehe Seite 128) ▪ Wechselkniguss (siehe Seite 57) ▪ Wechselarmguss (siehe Seite 72)	💧 💧 💧💧 💧💧	Ursachen klären lassen! Zusätzlich Gefäßtraining durch Kneipp-Anwendungen bei niedrigem Blutdruck. Zusatz: Rosmarin
sexuelle Fehl-/Unterfunktion	▪ Wechselsitzbad (siehe Seite 133) ▪ Halbbad kalt (siehe Seite 134) ▪ Dreiviertelbad (siehe Seite 134)	💧💧 💧💧 💧💧	Zusätze: Melisse, Baldrian
Stress, nervöse Anspannung	▪ Dreiviertelbad (siehe Seite 134) ▪ Vollbad (siehe Seite 136) ▪ Sauna (siehe Seite 32) ▪ Halbbad kalt (siehe Seite 134) ▪ Wechselschenkelguss (siehe Seite 63)	💧💧💧 💧💧💧 💧💧/💧💧💧 💧💧 💧💧	Zusätze: Baldrian, Melisse, Hopfen Badedauer bis 10 Min., Temperatur bis 38 °C
Übergewicht (Adipositas)	▪ Lendenwickel (siehe Seite 86)	💧💧💧	Machen Sie den Wickel zur Entspannung und zur Ablenkung vom Essenswunsch.

Beschwerde, Symptom, Anwendungsziel	Anwendung	Reizstärke	Bemerkungen
Venenleiden (schwere, müde Beine, nach Thrombosen, Krampfadern)	- kalter Schenkelguss (siehe Seite 60) - kalter Wickel mit kurzer Liegedauer (siehe Seite 79) - kühle Kneipp-Strümpfe ohne Wiedererwärmung (siehe Seite 88) - Wassertreten (siehe Seite 146)	♦♦ ♦ ♦ ♦♦	Reichliche Bewegung ist wichtig; Merksatz SSS, LLL (Sitzen, Stehen = schlecht; Laufen, Liegen = lobenswert). Bei Venenentzündung kalter Wickel mit Lehmwasser.
Verstopfung (Obstipation)	- Unterkörperwaschung kalt (siehe Seite 44) - Lendenwickel kalt (siehe Seite 86) - Leibauflage kalt (siehe Seite 106) - Leibwaschung kalt (siehe Seite 49)	♦ ♦♦ ♦/♦♦ ♦	Die Anwendungen fördern auch die Verdauung.
Wechseljahresbeschwerden	- Sauna (siehe Seite 32) - Wechselsitzbad (siehe Seite 133)	♦♦ ♦♦♦	
Wetterfühligkeit	- Waschungen (siehe Seite 40) - Trockenbürsten (siehe Seite 142) - Wassertreten (siehe Seite 146) - Taulaufen (siehe Seite 148) - Bäder (siehe Seite 114)	♦ ♦ ♦♦ ♦♦ ♦♦	Zusätze: Fichtennadeln, Rosmarin, Melisse, Baldrian
Wundheilung	- Luftbad (maßvolle Sonnenbestrahlung!) (siehe Seite 141) - Teilbad des betroffenen Gebietes (siehe Seite 134)	♦ ♦	Entzündungshemmend: Kamille, adstringierend: Eichenrinde, beruhigend: Haferstroh, den Hautschutz verstärkend: Molke

Die Kneipp-Wellness-Tabelle

Anwendungsempfehlungen – für Gesunde zur Steigerung des Wohlbefindens

Was will ich erreichen?	Anwendung	Bemerkungen
entspannen, relaxen, nach einem harten Tag einfach zur Ruhe kommen	Dreiviertel- und Vollbäder (siehe Seite 134 oder 136)	▪ günstigste Tageszeit: später Nachmittag oder früher Abend ▪ Badetemperatur: behaglich, aber eher im unteren Warmbereich (ca. 36–37 °C) ▪ Badedauer: 20–30 Min. ▪ nach dem Bad die Haut eincremen ▪ nach dem Bad unbedingt mind. ½ bis 1 Stunde warm eingepackt ruhen (oder direkt schlafen gehen)
	Lendenwickel (siehe Seite 86)	▪ günstigste Tageszeit: später Nachmittag oder früher Abend ▪ Wickel soll schnell zur Erwärmung führen ▪ Ideale Vorbereitung ist ein warmes oder temperaturansteigendes Fußbad und heiße Getränke.
Kneipp-Ruhequelle	Wadenwickel (siehe Seite 84)	▪ günstigste Tageszeit: früher Nachmittag (Siesta)
Muskelentspannung, die verhärteten Gewebe wieder schön weich und angenehm machen	Heublumensack (siehe Seite 94) Dampfkompresse (siehe Seite 100) heiße Rolle (siehe Seite 108)	▪ Vorsicht, nicht zu heiß anwenden ▪ Vorsicht, nicht zu heiß anwenden ▪ Vorsicht, nicht zu heiß anwenden
Hautpflege; die Haut durchbluten, erwärmen, straffen	Gesichtsdampf (siehe Seite 112) Dreiviertel- u. Vollbäder (siehe Seite 134 oder 136) **Kneipp-Schönheitsguss** ▪ Gesichtsguss (siehe Seite 73)	▪ Vorher die Haut reinigen, anschließend für Ihren Hauttyp geeignete Pflegeprodukte auftragen (z. B. auch eine Gesichtsmaske) ▪ geeignete Zusätze: Molke, Nachtkerzenöl ▪ Vorsicht, Stirnpartie nicht zu lange gießen!

Was will ich erreichen?	Anwendung	Bemerkungen
fit und froh – den Körper vitalisieren und einfach wieder auf gute Gedanken kommen	**Kneipp-Muntermacher** – kaltes Armbad (siehe Seite 118) **Kneipp-Kick** – Wechselarmbad (siehe Seite 122) **Kneipp-Morgentau** – Taulaufen (siehe Seite 148) **Kneipp-Allrounder** – Wassertreten (siehe Seite 146) **Kneipp-Schneezauber** – Schneegehen (siehe Seite 149) **Kneipp-Gefäßjogging** – Wechselknie- oder Wechselschenkelguss (siehe Seite 57 oder Seite 63) **Kneipp-Fitness** – Wechselarmguss (siehe Seite 72)	– »Die Tasse Kaffee nach Kneipp« – Rosmarin als Zusatz ins warme Wasser – idealer Start in den Tag – ausgleichend am Tag – schlaffördernd am Abend – erzeugt anhaltendes wohliges Wärmegefühl – Warmanteil deutlich länger als Kaltanteil – gut kombinierbar mit Gesichtsguss

Die an erste Stelle gesetzten Begriffe **(grün)** werden vom Kneipp-Bund für Wohlfühl-Anwendungen empfohlen.

Die klassische Kneipp-Therapie

Wer kennt nicht die wohltuende Wirkung eines warmen Bades an einem ungemütlichen Wintertag oder die belebende eines kalten Gesichtsgusses? Wasser leitet Wärme um ein Vielfaches besser als Luft – wie Sie sich diese Eigenschaft im Sinne Ihres Wohlbefindens am besten zunutze machen, lesen Sie hier.

Was ist die Kneipp-Therapie? Mit wenigen Worten: Sie ist ein wissenschaftlich begründbares, komplexes ganzheitliches Therapiekonzept. Es besteht aus fünf Einzelkomponenten, die sich in ihrer Wirkung synergistisch ergänzen und die ihre Wurzeln in den klassischen Naturheilverfahren haben. Sie ist ein ganzheitliches Therapie-Konzept, das aus fünf Einzelkomponenten besteht:

1. Ordnungstherapie
2. Ernährungstherapie
3. Bewegungstherapie
4. Hydrotherapie (Behandlung mit Wasser) bzw. Hydro-Thermo-Therapie (Behandlung mit Wasser und Temperaturreizen)
5. Phytotherapie (Behandlung mit pflanzlichen Arzneien)

Der Schwerpunkt dieses Buches liegt auf der Komponente »Hydrotherapie«. Zunächst erhalten Sie einen Überblick über die fünf Säulen der Kneipp-Therapie. Weiterhin erfahren Sie im darauffolgenden Kapitel ausführlich, was Sie über die Anwendungsformen, deren Reizstärke und die Wirkungsweise der Hydrotherapie wissen sollten.

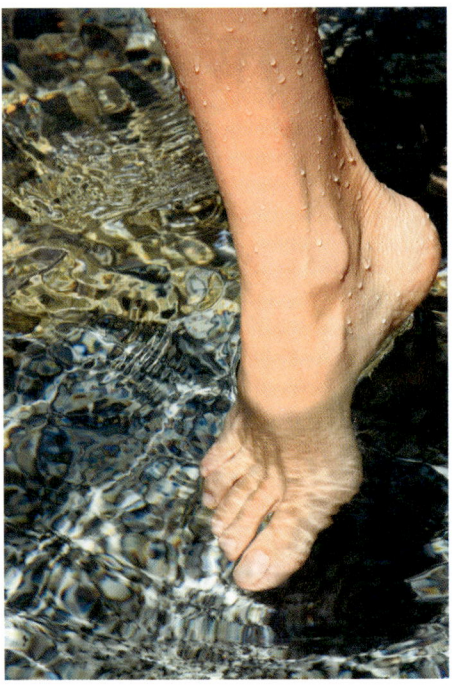

◄ Kein Original-Wassertreten nach Kneipp – aber dennoch sehr erfrischend.

Die fünf Säulen der Kneipp-Therapie

Ein ganzheitliches Gesunderhaltungs- oder Behandlungskonzept muss auf verschiedenen Säulen ruhen: Diese Erkenntnis ist eine Gemeinsamkeit der alten Gesundheitslehren des Westens (z.B. Gesundheitssystem der Griechen, Medizin des Hippokrates von Kos) und des Ostens (Traditionelle Chinesische Medizin, Ayurveda). Kneipps Verdienst war, diese Erkenntnis der »modernen« Zeit wieder in Erinnerung zu rufen, vor allem aber, sie durch konkrete Anleitungen in der »modernen Zeit« anwendbar zu machen.

Ordnungstherapie

Der Wechsel zwischen Aktivität (Lebensreiz) und nachfolgender Ruhezeit (Reiz – Reizbeantwortung = Reaktion) ist ein Kennzeichen des Lebens, also ein wesentliches Lebensordnungsprinzip.

Die Chronobiologie beschreibt, nach welchen »inneren Uhren« der Organismus funktioniert: Und fast alle lebenswichtigen Funktionen des menschlichen Körpers laufen in Rhythmen ab wie
- die Atmung (ca. 16-mal pro Minute),
- die Herztätigkeit (ca. 50- bis 100-mal pro Minute),
- die Verdauung (Darmbewegungen = Peristaltik),
- Schlaf/Wachen oder Leistung/Erholung.

Diese Rhythmen halten die gesundheitliche Stabilität aufrecht – solange sie rhythmisch bleiben dürfen. Sind sie jedoch andauernden schädlichen Störfeuern von außen (wie ungesunde Lebensweise, gestörter Tag-Nacht-Rhythmus) ausgesetzt, gerät das System, das auf Balance beruht, durcheinander. Wenn z.B. die Phasen der Leistung zu lang sind und die Zeit der Erholung zu kurz, so hat dies auf Dauer einen Effekt: Krankheit droht.

Ordnung heißt Leben in Balance. Balance heißt »Gleichgewicht der Kräfte« – auch in der Kneipp-Therapie.

Dauernde Unterforderung (Reizarmut) schwächt den Organismus, dauernde Überforderung führt zur Erschöpfung. Beide Situationen bilden einen idealen Nährboden für zahlreiche (Zivilisations-) Krankheiten.

Reiz und Reaktionsfähigkeit sind die Gewichte in den Waagschalen. Deshalb muss sich die auf Körper und/oder Psyche einwirkende Reizstärke an der jeweiligen Belastbarkeit des Menschen orientieren. Sie soll nicht zu klein und darf nicht zu groß sein. Was »zu klein« und »zu groß« ist, bestimmen ausschließlich Konstitution und Trainingszustand des Einzelnen (siehe Seite 27).

Die Ordnungstherapie ist somit ein den anderen therapeutischen Prinzipien übergeordnetes, sie übergreifendes System, welches in enger Nachbarschaft zur Psychosomatik zu sehen ist.

wichtig

Ordnungstherapie heißt: Balance halten, Gleichgewicht wiederherstellen – auf allen Ebenen des Lebens.

Die Ordnungstherapie beschreibt das zentrale Prinzip, das der Kneipp-Therapie in Gänze zugrunde liegt. Auf diese Aussage sind die konkreten Anwendungen und Handlungsanweisungen der übrigen vier Säulen ausgelegt. – Diese prinzipielle Aussage verdeutlicht auch die Verwandtschaft der Ordnungstherapie mit der Psychosomatik. Daher lassen sich Verfahren und Techniken, die dort angewendet werden, auch hervorragend in das Kneipp-Gesamtkonzept einbauen. Anwendungen im Sinne der Ordnungstherapie sind also z. B. auch

- Autogenes Training und Yoga,
- Atemtherapie und bestimmte Meditationsformen sowie
- Ausdauertraining.

Ernährungstherapie

Wenn der Vater einer Erkrankung nicht bekannt ist, die Mutter ist immer die (falsche) Ernährung!
                              (Sebastian Kneipp, 1821–1897)

Die Ernährungstherapie hat zum Ziel:
- Stoffwechselentlastung unter Berücksichtigung von anlage-, vor allem aber ernährungsbedingten Krankheiten (z. B. Gicht, Zuckerkrankheit, Übergewicht). Genussgifte (Kaffee, andere koffeinhaltige Getränke, Nikotin, Alkohol) sollen weitgehend ausgeschaltet, zumindest nicht überdosiert werden;
- den Körper mit allen notwendigen Nahrungsbestandteilen zu versorgen, und zwar durch eine zeitgemäße, vollwertige Kost, die sich durch richtige Zusammensetzung und schonende Zubereitung auszeichnet. Dadurch wird der Bedarf an Mineralien, Spurenelementen, wichtigen sekundären Pflanzenstoffen und Vitaminen abgedeckt.

wichtig

Vor oder nach einer Kneipp-Anwendung ist es notwendig, auf die genannten Genussgifte zu verzichten, da sich ansonsten die positiven Reaktionen nicht ausreichend oder gar nicht entfalten können. Mit einer geeigneten Lebensordnung werden Genussgifte ohnehin entbehrlich.

Zeitweilige Entlastung des Stoffwechsels durch Fasten, Obst-, Reistage oder auch nur fleischlose Tage verbessert die allgemeine Abwehr, beugt Verschlackungskrankheiten vor und stärkt die Psyche.

Bewegungstherapie

Die Bewegungstherapie hat eine aktive und eine passive Komponente. Aktiv will sie dem krankmachenden Bewegungsmangel entgegenwirken (z. B. durch Ausdauersport). Zum passiven Anteil gehören z. B. Massagen, die Verspannungen lösen, oder die Reflexzonentherapie bzw. Bindegewebsmassage, die gezielt die Leistungsfähigkeit der Organe verbessern.

Hydrotherapie

Wasser als Vermittler von Temperatur-, chemischen, mechanischen oder elektrischen Reizen soll den Organismus zu sinnvollen positiven, ordnenden und somit heilenden Reaktionen veranlassen. Ziel der Therapie ist es, das körperliche und geistig-seelische Gleichgewicht zu festigen, um die gesamte Regulationsfähigkeit, die Selbstheilungs- und Abwehrkräfte zu stärken – dies zum Hintergrund. Sie werden nachfolgend noch viel (Praktisches) zum Thema Hydrotherapie erfahren.

Phytotherapie

Bei zahlreichen Befindlichkeitsstörungen reicht die Wirkung der meist eher mild eingreifenden pflanzlichen Medikamente aus, sodass nebenwirkungsreichere konventionelle Medikamente entbehrlich sind oder reduziert werden können (z. B. Psychopharmaka, Schmerz- und Schlafmittel).

wichtig
Der verantwortungsvolle Einsatz pflanzlicher Medikamente schließt die Einnahme konventioneller Präparate nicht aus, wenn diese dringend erforderlich sind.

Die Pflanzenheilkunde ist nicht ausschließlich Alternative, sondern auch Ergänzung – und Verstärkung. Heilkräuter und ätherische Öle steigern in Form von Bade-, Wickel- und Inhalationszusätzen oder Dämpfen den Effekt der Wasseranwendungen. Sie entfalten ihre wohltuende Wirkung über Haut, Schleimhaut (z. B. Bronchien) oder zentral über das Riechhirn.

Wenn Sie nach diesem kurzen Überblick mehr über die fünf Säulen der Kneipp-Therapie erfahren möchten, finden Sie im Serviceteil weiterführende Literatur und hilfreiche Adressen (siehe Seite 155).

Die Hydrotherapie

»Ich glaube, dass ich kein Heilmittel anführen kann, das sicherer heilt als das Wasser.«
(Sebastian Kneipp 1821–1897)

Die Kneipp-Wassertherapie kennt über 120 verschiedene Anwendungen. Die für Sie individuell richtige Auswahl sollte ein erfahrener Arzt (Badearzt, Arzt mit Zusatzbezeichnung Naturheilverfahren) treffen. Von der praktischen Behandlung profitieren Sie am meisten, wenn Sie sie zunächst einmal von fachkundigen Personen, z. B. Kneipp-Bademeistern durchführen lassen – den besten Rahmen hierfür bietet eine Kneippkur. Damit sind die Möglichkeiten der Kneipp-Gesundheitspflege aber längst nicht ausgeschöpft.

Einzigartig in der Kneipp-Therapie ist nämlich ihr Einsatz als häusliche Anwendung. Wer sie über längere Zeit mit Geduld und Konsequenz durchführt, bessert zahlreiche Beschwerden von der Wurzel her und steigert so alltägliche Leistungsfähigkeit und Lebensfreude, kurzum: die Lebensqualität! – Dieses Buch will Ihnen dabei behilflich sein, bereits erlernte Anwendungen zu Hause weiterzuführen.

Sie werden in diesem Buch aber auch Anwendungen finden, mit denen Sie sofort beginnen können – im Sinne eines alltäglichen Gesundheitsprogrammes. Sie werden die einfache Art und Weise zu schätzen wissen, sich bei »Unpässlichkeiten« schnell ein Wohlgefühl zu verschaffen – z. B. durch Wechselfußbäder bei kalten Füßen, Wechselarmbäder bei niedrigem Blutdruck, Nackengüsse bei Verspannungen im Bereich der Halswirbelsäule.

Gesundheit auf solider Grundlage

Abnutzungs- und Verschleißerscheinungen (z. B. am Bewegungsapparat, Herz-Kreislauf-System) können kaum rückgängig gemacht werden. Die tägliche Praxis zeigt jedoch, dass man durchaus das Fortschreiten des Verschleißes verlangsamen, schmerzhafte Begleiterscheinungen (Entzündungen, Verspannung usw.) lindern und Restfunktionen erhalten und verbessern kann. Während viele Methoden und Therapieformen der modernen Medizin gegen die Auswirkungen der Krankheiten, also ihre Symptome gerichtet sind, versucht die naturgemäße Kneipp-Lebensweise, Gesundheit wiederherzustellen oder dadurch zu erhalten, dass den Krankheiten der Boden entzogen wird. Die Erfahrung vieler hunderttausend Patienten belegt, dass sich die Gesundheit als wesentlicher Teil der Lebensqualität dadurch weitestgehend bewahren lässt. Denn es ist nicht (nur) die Frage, wie alt wir werden, sondern wie wir alt werden!

Die körpereigenen Abwehrkräfte stärken

Ein sehr wichtiger Effekt der Kneipp-Gesundheitspflege lässt sich mit dem (früher verwendeten) Begriff der »Abhärtung« beschreiben. Abhärtung führt zu erhöhter Stresstoleranz – die moderne Medizin konnte nachweisen, dass alle Einzelkomponenten (= die fünf Säulen) der Kneipp-Therapie, besonders aber die Wasseranwendungen, hier eine bedeutende Rolle spielen: Sie stärken Immunsystem und allgemeine Abwehrkraft: Der Körper wird mit Infektionsträgern (Bakterien, Viren) und Umweltreizen (z. B. Wetter, Belastungen) besser fertig. Ein gut trainiertes Abwehrsystem schützt auch in gewissem Maß vor Krebs.

Der abgehärtete Kneippianer verträgt schädliche Stressreize (körperlich, geistig, seelisch) einfach besser.

Jeder Mensch, ob gesund oder schwer krank, kann Abwehrfähigkeit und Lebensqualität durch die Kneipp-Therapie steigern: Je individueller er die Wasseranwendungen auswählt, umso größer ist der gewünschte Erfolg. Daher finden Sie in den folgenden Kapiteln auch alle wichtigen Informationen, die Ihnen die individuelle Anpassung der Anwendungen an Ihre Gesundheitsziele ermöglichen.

Die Bedeutung der Reize

Die Anwendungen der Wassertherapie verstärken die Stabilität bzw. Regulationsfähigkeit von Kreislauf und Nervensystem. Auf diese Weise verbessern sie die meisten sog. »funktionellen« Krankheitsbilder. Das sind Krankheiten im Vorstadium, d. h. die gesundheitliche Balance ist bereits spürbar gestört, hat aber noch nicht zu einer organischen bzw. körperlichen Veränderung geführt. Auch psychovegetative Erschöpfungszustände werden durch die Wassertherapie verbessert und durch die Revitalisierung des Organismus können Organstörungen zur Abheilung gebracht oder verhindert werden.

Die Wasserreize werden meist nach einem bestimmten Schema und genau dosiert verabreicht. Hierbei geht es nie um den bloßen Reiz, selbst bei kaltem Wasser also nicht um die bloße Kälteentwicklung, sondern immer um die Reaktion des Körpers – die körpereigene Wärmeentwicklung und die damit verbundene Regulation des Wärmehaushaltes. Besonders wichtig ist das beispielsweise bei rheumatischen Erkrankungen, niedrigem Blutdruck und Infektanfälligkeit. Der mildeste Reiz, der eine ausreichend gute Reaktion bewirkt, ist der beste!

Für die Reizstärke gilt:
- Kleine Reize entfachen die Lebensfunktionen.
- Gut dosierte, mittlere Reize kräftigen.
- Übergroße Reize schaden.

Wassertemperatur und Reizstärke

Temperatur in Grad	Temperatur gefühlt	Reizstärke
42–45 °C	sehr heiß	sehr starker Reiz
39–41 °C	heiß	starker Reiz
36–38 °C	warm	schwächerer Reiz
32–35 °C	indifferent	Bereich der äußeren Körpertemperatur, am Rumpf kein Reiz
28–31 °C	lauwarm	zu geringer Reiz, therapeutisch nicht verwertbar
23–27 °C	kühl	mäßiger Reiz
19–22 °C	temperiert	starker Reiz
16–18 °C	kalt	stärkerer Reiz
10–15 °C	sehr kalt	sehr starker Reiz

Warmes Wasser (z. B. im warmen Wannenbad oder als Heusack) hat in erster Linie einen beruhigenden und entspannenden Effekt. Bei Übermaß (zu hohe Temperatur oder zu lange Badedauer) kann die Wärme jedoch auch gegenteilig wirken und zu Aufgeregtheit, Nervosität und/oder Schlaflosigkeit führen.

wichtig

Befindet sich der Körper in einem wenig belastbaren oder unterkühlten Zustand, werden meist Wechselanwendungen gewählt, um zunächst Wärme zuzuführen, die der Körper nicht selbst bildet.

Grundregeln der hydrotherapeutischen Anwendungen

Die Grundregeln der hydrotherapeutischen Anwendungen und die Voraussetzung für eine positive Reaktion bzw. Regulation lauten:
- Akute entzündliche Krankheitsprozesse fordern eher Kaltreize, chronische sind besser durch Warmreize zu behandeln.
- Wohlbefinden nach der Anwendung ist in jedem Fall das Ziel. Es tritt immer ein, wenn die Wasseranwendung im Hinblick auf Temperatur und Dauer richtig dosiert wurde. Beispiele einer Fehlreaktion/falsch dosierten Anwendung: Herzklopfen nach einem Vollbad und bei niedrigem Blutdruck, anhaltendes Kältegefühl nach einer kalten Anwendung auf kalte Haut.
- Jeglicher Kältereiz darf nur am warmen Körper und auf warmer Haut verabreicht werden. Bei kalter Haut ist immer eine Vorerwärmung notwendig, d. h. aktiv durch Bewegung oder passiv durch warmes Wasser. Keine Anwendung in kalten Räumen, die Raumtemperatur muss über 21 °C liegen.
- Nach jeder Anwendung ist die Wiedererwärmung wichtig und Teil der Behandlung: aktiv durch Bewegung bzw. passiv durch Bettwärme.
- Keine Anwendung unmittelbar vor oder nach den Mahlzeiten (Abstand: mind. 30 Min.!) – ausgenommen verdauungsfördernde Maßnahmen.
- Vor und nach den Anwendungen sollten Sie nicht rauchen.
- Sprechen Sie mit Ihrem Arzt, wenn Sie bei bereits eingetretenen Erkrankungen mit der Hydrotherapie beginnen wollen.

Temperatur, Tageszeit und Reizstärke

Der zu verarbeitende Temperaturreiz ist für den Organismus umso stärker, je weiter er von der Körpertemperatur (ca. 37 °C) abweicht, je größer die behandelte Körperfläche ist und je länger die Anwendung dauert. Auch die gewählte Tageszeit spielt wegen der wechselnden Körpertemperatur eine Rolle. Diesbezügliche Details finden Sie bei der Darstellung der einzelnen Anwendungen!

Typus und Reizstärke

Die körperliche Verfassung (Konstitution) ist bei der Stärke der Anwendungen zu berücksichtigen.
- Schlanke, schmalwüchsige Menschen (Astheniker) sind meist stärker wärmebedürftig und reagieren sehr sensibel auf Kaltreize. Bei ihnen sind vor allem

Die Tageszeit für die jeweiligen Anwendungen

Bevorzugte Zeit	Anwendung
morgens/früh im Bett	z. B. Ganzwaschung, Wickel, Heusack
Vormittag/später Vormittag	Güsse/Bäder
früher Nachmittag	Teilbäder (z. B. an Arm, Fuß)
Spätnachmittag	ggf. Schwimmen

Teilbäder und kürzere, kleinere, temperierte Anwendungen sinnvoll.
- Körperlich starke Menschen (Athletiker) sind häufig kälte- und wärmesensibler als erwartet. Sie vertragen meist temperierte Anwendungen ohne extreme Warm- oder Kaltreize gut.
- Vollblütige, eher untersetzte Menschen (Pykniker, Plethoriker) sind oft wärmeüberschüssig und bevorzugen oft Kaltreize. Sie reagieren schnell auch bereits auf kleinere Reizstärken.

▼ Bei der Therapie und bei der Selbstanwendung geht es darum, die für die betreffende Person passende Reizstärke herauszufinden.

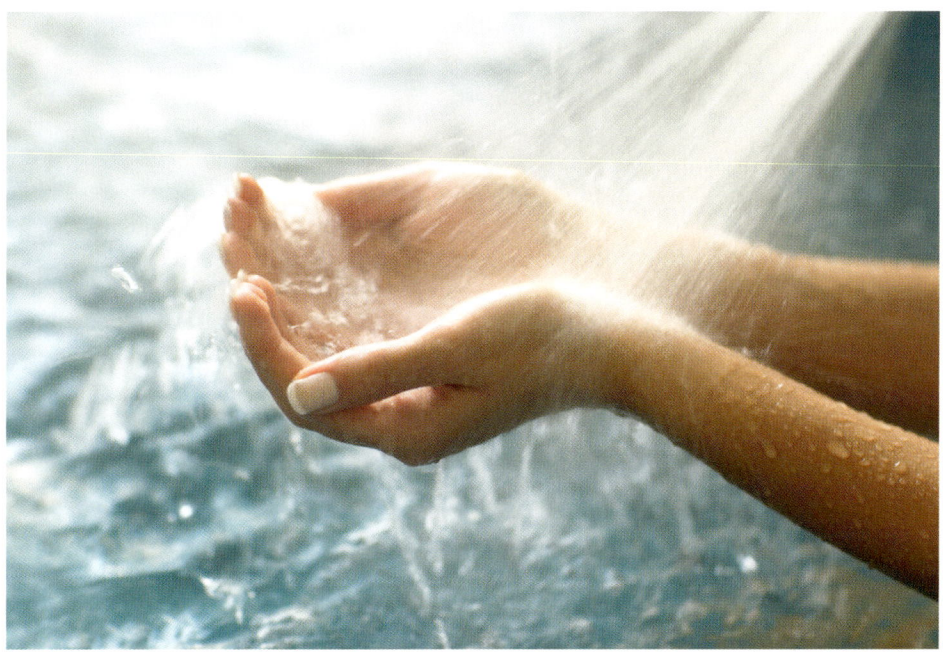

Übersicht der Reizstärken von Wasseranwendungen

Reizstärken	Anwendungen	
Reizstärke I (schwache Reize)	Teilwaschungen Teilbäder Wechselteilbäder kleine Güsse	💧
Reizstärke II (mittlere Reizstärke)	Ganzwaschung Trockenbürsten Wassertreten Halbbad kalt Halbbad mit kalter Abgießung temperaturansteigende Teilbäder (33–39 °C in 10–15 Min.) Teilwickel Wechselsitzbad Leibauflagen	💧💧
Reizstärke III (reizstark)	größere kalte Güsse (Rücken-, Vollguss) Lumbalguss heiß heiße Blitzgüsse Dreiviertel-/Vollbäder mit kalter Abgießung große Wickel (Ganzwickel) Heusack	💧💧💧

Die Reizstärken werden im Folgenden mit Wassertropfen symbolisiert.

Kneippen in jedem Alter

Kneipp-Therapie spricht die körpereigenen Regulationskreise an und erzwingt nichts. Deshalb ist sie auch für Kinder und für Ältere sehr gut geeignet, wenn Sie einige wenige Punkte beachten. So sind bei Kindern die Selbstheilungskräfte oft noch »unverdorben«. Deshalb wirken bei ihnen natürliche Regulationsverfahren besonders gut, aber aus demselben Grund sind bei ihnen meist auch weniger intensive Reize erforderlich.

Kinder

Generell reichen bei Kindern bis zum Schulalter Reize der Stärke I, Anwendungen der Reizstärke II sollten Sie am besten mit dem Kinderarzt besprechen.

Kinder haben im Vergleich zur Körpergröße eine viel ausgedehntere Körperoberfläche als Erwachsene, sodass sie schneller auskühlen, aber auch schneller Wärme aufnehmen. Sie müssen deshalb sowohl vor zu viel Wärme als auch vor zu großer Kälte geschützt werden. Das gilt umso strenger, je kleiner sie noch sind. Beim Baby sollte sogar die Nahrung Körpertemperatur haben, Kinder im Krabbelalter vertragen dann aber schon größere Temperaturunterschiede.

Am häufigsten werden bei Kindern Wickel, Bäder und Auflagen eingesetzt. Sie bringen dem Kind nicht nur den therapeutischen Temperaturreiz, sondern auch Zuwendung – ein wichtiger Heilfaktor! Nehmen Sie sich für die Anwendung Zeit und bleiben Sie bei Ihrem Kind. Abhärtende Maßnahmen sind ab dem Schulalter (nach Rücksprache mit dem Arzt auch vorher) gut geeignet. Hier ist es besonders wichtig, dass Sie es spielerisch angehen, um das Kind dafür zu gewinnen, denn Konsequenz ist hier besonders wichtig.

Ältere Menschen
Auch im Alter ist die Kneipp-Therapie ideal geeignet. Ältere Menschen bekommen häufig etliche Medikamente gleichzeitig verordnet. Auf einige können Sie evtl. verzichten, wenn Sie diese durch Wasseranwendungen ersetzen: statt eines Schlafmittels eine kühle Unterkörperwaschung, bei Gelenkschmerzen heiße Güsse, Trockenbürsten, um den Kreislauf oder einen Leibwickel, um die Verdauung anzuregen – es gibt viele Möglichkeiten. Sie selbst anzuwenden und sie nicht einer Pflegeperson zu überlassen, hält zudem fit im Alltag. Experimentieren ist erlaubt! Zudem verbessern Kneipp-Anwendungen die Körperwahrnehmung! Durch die vielfältigen Reize (Temperatur, Druck, Geruch) werden Sinneswahrnehmung und Körpersensibilität geschult. Menschen mit guter Sensibilität für ihren Körper nehmen Vorboten von Störungen und Krankheiten früher wahr. Wenn diese Signale rechtzeitig beachtet werden, können somit häufig schwerwiegende und irreparable Schäden vermieden werden.

Moderne Kneippsche Ansätze

Die Kneipp-Therapie ist »modern« geworden: Wie jede erfolgreiche Behandlungsmethode hat auch sie sich im täglichen Gebrauch weiterentwickelt. Neue Anwendungen haben ihren Platz gefunden, weil sie den Kneipp-Prinzipien entsprechen und die altbewährten Verfahren sinnvoll ergänzen. Welche das sind, lesen Sie hier.

Sauna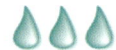

In der Sauna verraucht der Zorn.
(Finnisches Sprichwort)

Die Sauna ist eine Kombination von starken Heiß- und Kaltreizen. Die Temperatur des Körperkerns wird erhöht, was die Stoffwechselvorgänge beschleunigt. Die Hauttemperatur steigt, und mit dem Schweiß, vermehrt aber auch über die Niere, werden insbesondere Endprodukte des Stoffwechsels (Harnstoff, Milchsäure, Schwermetalle), Natrium und Kalium ausgeschieden. Ein erhöhter Blutdruck sinkt, niedriger Blutdruck steigt gering an. Die Bronchien erweitern sich, das vegetative System wird stabilisiert und entspannt. Über das intensive Gefäßtraining wirkt die Sauna besonders abhärtend. Neben den körperlichen Wirkungen beeinflusst die Sauna auch die psychische Verfassung positiv. So bauen sich Aggressionen und Ängste beispielsweise ab.

Ob und wann eine Sauna in den Behandlungsplan einer Kneippkur aufgenommen werden soll, ist mit dem Kurarzt zu besprechen. Zu anderen Anwendungen sollte dann ein größerer zeitlicher Abstand eingehalten werden.

Nach Rücksprache mit dem Arzt kann die Sauna als Therapiemaßnahme bei vielen Krankheitsbildern bzw. Beeinträchtigungen des Gesundheitszustandes oder Wohlbefindens nützlich sein.

Das Für und Wider des Saunagangs

Besonders geeignet bei:
- Infektanfälligkeit
- chronischer Bronchitis
- Asthma bronchiale
- Bluthochdruck (Hypertonie)
- niedrigem Blutdruck (Hypotonie)
- Durchblutungsstörungen (kalte Hände, kalte Füße)
- Abnutzungserscheinungen der Gelenke (Arthrosen)

- Degenerativen, nichtentzündlichen Wirbelsäulenbeschwerden
- Weichteilrheumatismus
- Muskelverspannungen und -verhärtungen (Myogelosen)
- Nachbehandlung von Gelenk- und Weichteilverletzungen
- vegetativen Regulationsstörungen
- Beschwerden der Wechseljahre
- Depression

Vorsicht bei/nicht geeignet bei:
- Verkalkung der Blutgefäße (Arteriosklerose) höheren Grades, besonders der Herz- und Gehirngefäße
- hochgradigen Herz-Kreislauf-Erkrankungen
- arteriellen Durchblutungsstörungen der Beine mit Ruheschmerz
- Krebsleiden während der aggressiven Behandlungsphase

Die häufigsten Fehler in der Sauna

Der Fehler	Darum lohnt sich's nicht
abgehetzt in die Sauna gehen	... beeinträchtigt die Bekömmlichkeit.
hungrig in die Sauna gehen	... birgt Kollapsgefahr in sich.
Wechselduschen als Vorbereitung	... bringen nur wertlose Verzögerung.
nicht abgetrocknet in die Sauna gehen	... verzögert die Schweißbildung.
Muskelarbeit, Gymnastik, viel reden	... belastet Atmung und Kreislauf.
Dauerschwitzen auf der unteren Bank	... überlastet das Herz und bringt keinen zusätzlichen Nutzen.
Bürsten, »Schweißschaben«	... belastet den Kreislauf und belästigt andere.
nach der Sauna warm duschen	... belastet Atmung und Kreislauf.
nachschwitzen in Packung	... stört den Baderhythmus; Erkältungsgefahr.
Tauchbecken ohne Abspülen	... verunreinigt das Beckenwasser.
ein temperiertes Tauchbecken	... verzögert die Wiederabkühlung und belastet das Herz.
der Verzicht auf das Fußwärmebad	... verzögert die Kreislaufnormalisierung.
ein kaltes Fußbad oder Wassertreten	... birgt die Gefahr des Gefäßkrampfes in sich.
Gymnastik, Turnen, Schwimmen	... sind zu starke Kreislaufbelastungen.
wiederholtes Abseifen	... zerstört den Säureschutzmantel der Haut.
unangekleidet herumstehen oder nicht zugedeckt liegen	... gefährdet durch mögliche Unterkühlung (Erkältungsgefahr).

nach Fritzsche

- Epilepsie
- Schilddrüsenüber- und -unterfunktion höheren Grades
- chronisch-entzündlichem Gelenkrheuma (rheumatoide Arthritis/Polyarthritis)
- entzündlichen Organerkrankungen
- akuten Infektionskrankheiten
- rheumatischem Fieber
- akutem Magen- oder Zwölffingerdarmgeschwür
- hochgradiger vegetativer Erregbarkeit
- akuten Verletzungen (offene Wunden, frische Blutergüsse oder Schwellungen)

Beachten Sie folgende Sauna-Regeln

1. Genügend Zeit nehmen! Mind. zwei Stunden. Nicht hungrig oder mit vollem Magen in die Sauna gehen.
2. Aus hygienischen Gründen vorher duschen, danach abtrocknen (trockene Haut schwitzt schneller!). Fußwärmebad bei kalten Füßen!
3. Kurzer, aber wärmeintensiver Aufenthalt in der Saunakabine in entspannter Haltung (erst liegen, dann langsam aufrecht hinsetzen).
4. Die Abkühlphase (kurz, nicht bis zum Frösteln) beginnt an der Frischluft zum Abkühlen der Atemwege. Danach kräftige Abkühlung mit Kaltwasser durch Kneippgüsse (herzfern beginnen) oder durch Schwallbrause. Nach Abspülen des Schweißes kurz ins Tauchbecken (bei Bluthochdruck nur kühl abgießen). Wichtig für die Abhärtung!
5. Anschließend warmes, knöchelhohes Fußbad: erweitert die Blutgefäße im ganzen Hautgebiet.
6. Nach vollständiger Wiederabkühlung kann ein zweiter »Gang« gemacht werden. Drei Saunagänge reichen aus (jeweils ca. 8–12 Minuten).
7. Während der Sauna möglichst nichts trinken, da die Körperentschlackung sonst unterbleibt.
8. Keine alkoholischen Getränke während des Saunabadens!
9. Nach der Sauna ausreichend trinken, z.B. Mineralwasser-Apfelsaft-Gemisch
10. Der Saunaaufguss stellt einen zusätzlichen Wärmereiz dar, ist aber für die Wirksamkeit der Sauna nicht unbedingt erforderlich.

Schwimmen als Therapie

Schwimmen ist für den »Alltag« die beste Kombination aus Bewegung und Wassertherapie!

Besonders geeignet bei

- Abgeschlagenheit, besonders bei niedrigem Blutdruck
- allgemeiner Leistungsminderung
- Bewegungsmangel

Moderne Kneippsche Ansätze

- mangelnder Abhärtung, erhöhter Infektanfälligkeit
- regelmäßiges (!!) Schwimmen ist ein guter Gesundheitsschutz

Vorsicht bei/nicht geeignet bei

- Durchblutungsstörungen des Herzens, Herzrhythmusstörungen
- Auskühlung, Frösteln (vorher erwärmen, heiß duschen oder sich bewegen!)
- fehlender Wiedererwärmung
- Nieren- und Blasenentzündungen
- Verspannungen im Rahmen rheumatischer Erkrankungen
- Neigung zu Gefäßkrämpfen
- offenen Trommelfellverletzungen
- akuten, auch beginnenden Infekten (»Grippe«!)
- Kälteallergie (Kälteurtikaria)
- vollem Magen (mind. eine Stunde Abstand zur letzten Mahlzeit)

So wirkt die Anwendung

- Kombination von Temperatur und Bewegungsreiz
- Verbesserung der Muskelleistung
- Kompression der Venen und Lymphgefäße
- Abgabe von Körperwärme (ca. 37 °C) an das Wasser (ca. 18–24 °C), deshalb ist zügiges Bewegen wichtig (Auskühlungsgefahr!)

So wird's gemacht

- vorher: vorsichtiges Abkühlen bei Überhitzung;
- bei Kältegefühl, Frösteln vorher heiß duschen oder sich bewegen, dann kurz kalt abkühlen
- danach sofortiges Ablegen der nassen Badekleidung
- kräftiges Trockenfrottieren
- Bewegung zur Wiedererwärmung.

Richtiges Duschen/Wechselduschen

Besonders geeignet bei

- Morgenmüdigkeit (»Morgenmuffel«)
- Abgeschlagenheit (nach langen Autofahrten, beruflicher Überlastung)
- Infektanfälligkeit
- depressiver Verstimmung
- Einschlafstörungen
- Kreislaufregulationsstörungen
- Wärmeregulationsstörungen
- erhöhtem und erniedrigtem Blutdruck

Vorsicht bei/nicht geeignet bei

- Bei niedrigem Blutdruck nicht zu heiß und nicht zu lange duschen!

So wirkt die Anwendung

- kreislaufstabilisierend
- herzentlastend
- vegetativ stabilisierend, entspannend

- ideales Training für die Hautgefäße
- wärmeregulierend
- infektvorbeugend
- nervenberuhigend
- stoffwechselanregend

wichtig

Die Dusche ist für den Kneippianer in »Lauerstellung« der Einstieg in die Hydrotherapie. Apropos: Halten Sie während der Kneipp-Kur genügend zeitlichen Abstand (mind. eine halbe Stunde) zwischen dem Duschen und anderen Anwendungen!

So wird's gemacht

Der Kaltanteil beim Wechselduschen ist wesentlich angenehmer, wenn Sie hierzu einen weichen, vollen Wasserstrahl verwenden. Manche Handbrausen sind verstellbar oder Sie verwenden ein spezielles Gießhandstück.

- Morgens: kurz (ca. 1–3 Minuten), kräftig heiß duschen, dabei strecken und recken,
- anschließend – temperiert oder kalt – Herz-fern beginnend abduschen:
  - rechtes Bein (erst Außen-, dann Innenseite)
  - linkes Bein (erst Außen-, dann Innenseite)
  - rechter Arm (erst Außen-, dann Innenseite)
  - linker Arm (erst Außen-, dann Innenseite)
  - dann kurz Brust, Bauch, Nacken, Rücken kurz, Gesicht
- Mittags, nachmittags: kräftig heiß duschen, anschließend kalt abschrecken (Vorgehen siehe oben).
- Abends: vor dem Schlafengehen nicht zu lange und nicht zu heiß duschen, anschließend kühl, nicht zu kalt (Vorgehen siehe oben).
- Man muss sich anschließend wohl und warm fühlen.
- Einfetten bei zu trockener Haut. Creme, Bodylotion oder Hautöl auf die noch feuchte Haut auftragen.
- Zehenzwischenräume gut abtrocknen (Pilzgefahr!).

Hot Whirlpool (Heißwasser-Sprudelbad, Jacuzzi)

Besonders geeignet bei

- leichteren arteriellen und venösen Durchblutungsstörungen
- degenerativen Erkrankungen des Bewegungsapparates
- Muskelverspannungen
- nichtentzündlichem Weichteilrheumatismus
- zur psychovegetativen Entspannung

Vorsicht bei/nicht geeignet bei

- Sudeck-Stadium I (Stoffwechselstörung in Arm oder Bein nach Verletzung, Knochenbruch)
- Venenentzündung (Thrombophlebitis)
- Neigung zu entzündlicher Reaktion der Haut oder Pilzinfektionen

So wirkt die Anwendung

- milder bis starker mechanischer Reiz durch die eingebauten Wasser- oder Luftdüsen
- Lockerung des Gewebes
- durch die erhöhte Wassertemperatur für Herz-Kreislauf-System relativ anstrengend
- vegetativ entspannend, ausgleichend
- Verbesserung des Wohlbefindens maximal bei 36°C
- Erzeugung von Missbefinden bei ca. 40°C (hier ist eine Abkühlung nach dem Bad empfehlenswert)

> **WISSEN**
>
> **Vorsicht bei Herz-Kreislauf-Erkrankungen**
>
> Der Whirlpool ist für das Herz-Kreislauf-System anstrengend (wegen der angenehmen Situation meist überlange Badedauer!). Er darf während einer Kur – wenn überhaupt – nicht ohne Weiteres zusätzlich angewendet werden. Halten Sie unbedingt ärztliche Rücksprache und ersetzen Sie die Anwendungen ggf. durch bessere, gezieltere und effektivere Maßnahmen.

So wird's gemacht

- Gute Vorreinigung (da wechselnde Benutzer bei gleichem Wasser), anderenfalls erhebliche hygienische Bedenken!
- Badedauer: ca. 8–12 Minuten
- anschließend duschen, ruhen.

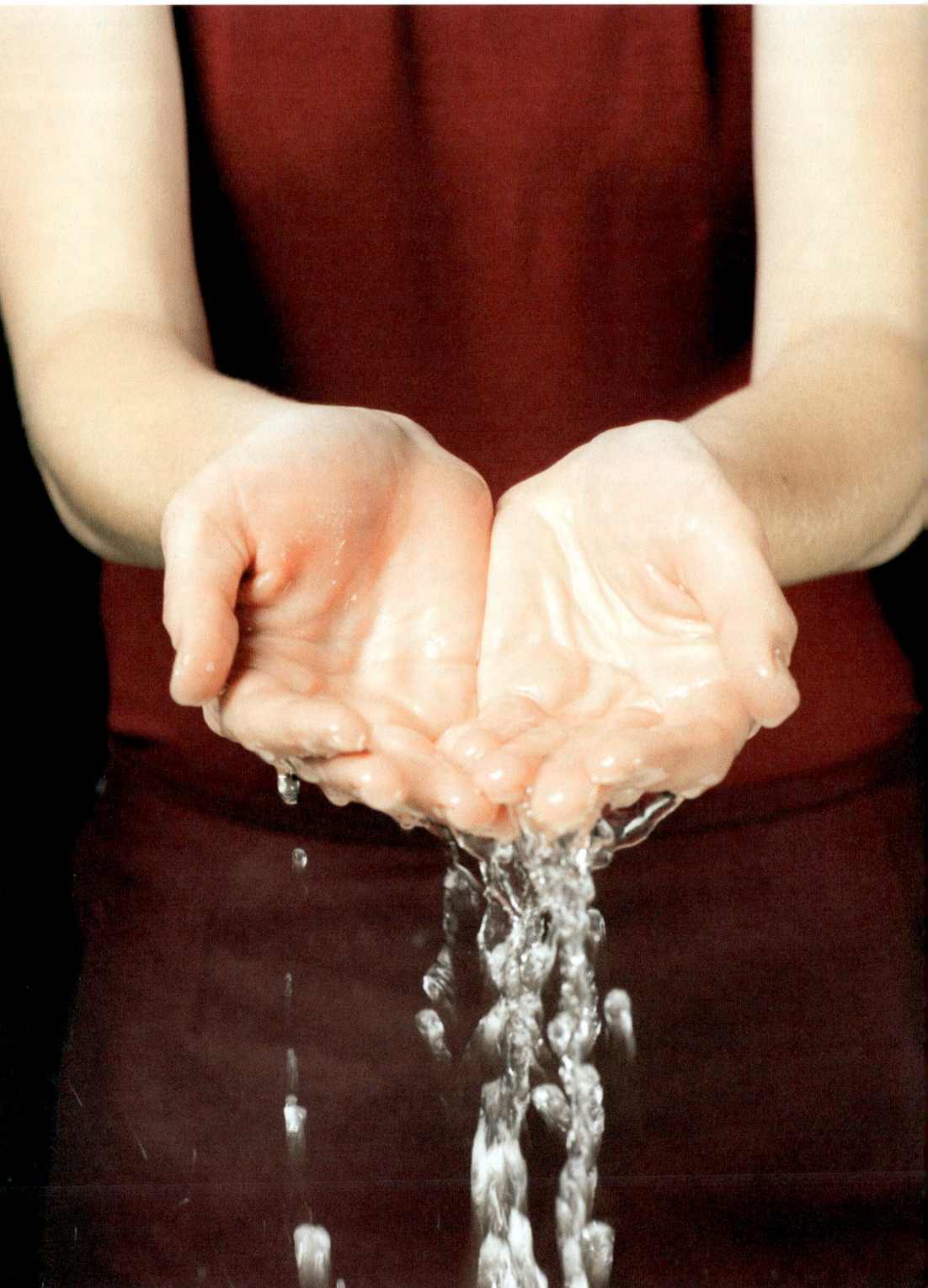

Die Anwendungen

Im Folgenden bietet Ihnen dieses Buch eine Auswahl von klassischen Anwendungen der Wassertherapie an, die fast alle einfach und mit wenig Aufwand auszuführen sind. Damit haben Sie ein hervorragendes Mittel an der Hand, sich bei den alltäglichen Befindlichkeitsstörungen schnell und wirksam selbst zu helfen.

Waschungen

Wasser ist zum Waschen da – und zur Gesundheitspflege. Gerade dem Einsteiger zeigt diese unkomplizierte Anwendungsart der Hydrotherapie, dass das »Wie« manchmal entscheidender ist als das »Was«. Denn so sanft Waschungen wirken, so effektiv sind sie auch.

Die sanfte Anregung

Wessen Körper kalt ist, wen fröstelt oder friert, der nehme nie eine Waschung, vor allem nie eine Ganzwaschung vor.

(Sebastian Kneipp)

▼ Das Waschungstuch wird um die Hand gewickelt.

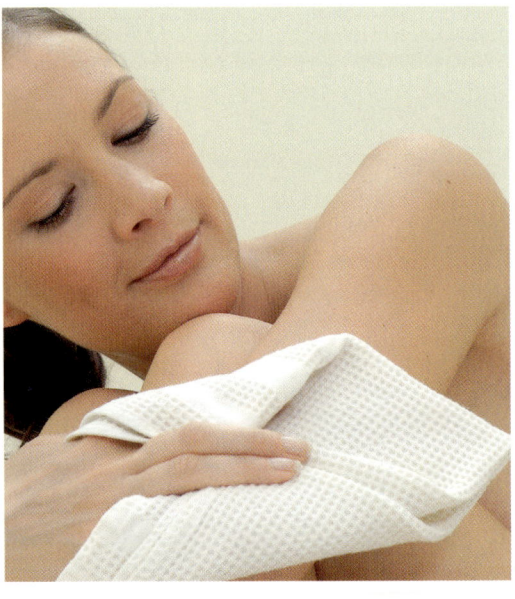

Die Kneipp-Waschungen zählen zu den mildesten Anwendungen der Hydrotherapie. Mit einem Waschungstuch wird ein dünner Wasserfilm auf den ganzen Körper (Ganzwaschung) oder bestimmte Körperabschnitte (Unterkörperwaschung, Oberkörperwaschung, Serienwaschung) aufgetragen. Dafür wird zumeist kaltes oder temperiertes (zimmerwarmes) Wasser verwendet. Dieser Reiz bewirkt zunächst eine Gefäßverengung, reaktiv dann eine Gefäßerweiterung mit angenehmem Wärmegefühl. Regelmäßig durchgeführt, bewirken Waschungen eine Harmonisierung im vegetativen (vom Willen unabhängigen) Nervensystem, stabilisieren den Wärmehaushalt (wichtig z. B. bei rheumatischen Erkrankungen), verbessern die allgemeine Immunitätslage gegenüber Infektionskrankheiten (Abhärtung) und können als gezielte örtliche Maßnahme verdauungsfördernd, schlaffördernd oder auch fiebersenkend angewendet werden.

Zusätze

Waschungen werden meist mit klarem Wasser durchgeführt. Die Wirkung verstärkt sich, wenn Sie Essig (auch Obstessig), Salz oder Kräuterabkochungen zum Wasser geben.

wichtig

Nie eine kalte Waschung auf eine kalte Haut! Das Ziel der Waschung liegt in der Wiedererwärmung (im Bett oder aktiv durch Bewegung) und der damit einhergehenden Umstimmung des vegetativen Nervensystems hin zur Erholung, Regeneration und zum Aufbau von Leistungsreserven.

Die günstigsten Tageszeiten für Waschungen sind frühmorgens (5–7 Uhr) als Teil- oder Ganzwaschung bzw. abends als Einschlafhilfe (Unterkörperwaschung, Leibwaschung). Die Wirkung der Waschung lässt sich steigern, indem das Wasser nach der Anwendung nicht abgetrocknet wird. Die eintretende Verdunstungskälte vergrößert die Reizstärke. Achten Sie jedoch immer auf eine Wiedererwärmung des Körpers!

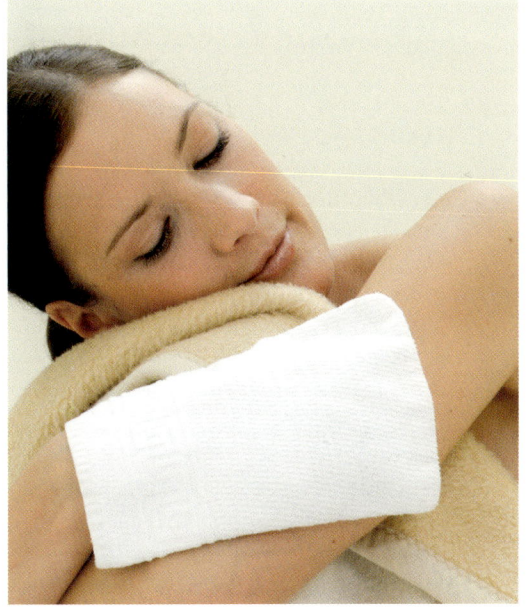

▲ Auch ein Waschhandschuh ist geeignet.

Oberkörperwaschung

Besonders geeignet bei

- Erschöpfung, funktionellen Organstörungen (vegetative Dystonie)
- Fehlsteuerung der Wärmeregulation (besonders bei rheumatischen Erkrankungen, Erkältungsanfälligkeit)
- Kreislaufstörungen
- rheumatoider Arthritis

Vorsicht bei/nicht geeignet bei

- ausgekühltem Körper, Frösteln
- Einschlafstörungen am Abend (wegen Kreislaufanregung)

So wirkt die Anwendung

- in der Haut stoffwechselanregend, durchblutungsfördernd
- kreislaufanregend
- abhärtend, die allgemeine Abwehrlage verbessernd
- herzentlastend
- wärmeregulierend

Was Sie brauchen

- Leinenwaschtuch (ca. 30–60 cm)
- Gefäß mit kaltem Wasser (Eimer, Schüssel, Waschbecken)
- anfangs ggf. zimmerwarmes (18–20°C) Wasser, später so kalt wie möglich!
- ca. 3 Minuten Zeit (!)

wichtig
Wiedererwärmung ist wichtig! Ziehen Sie entweder nach der Anwendung ohne Abtrocknen sofort ein Hemd an und bewegen Sie sich bis zur Wiedererwärmung oder erwärmen Sie sich gut eingepackt im Bett.

Waschungen

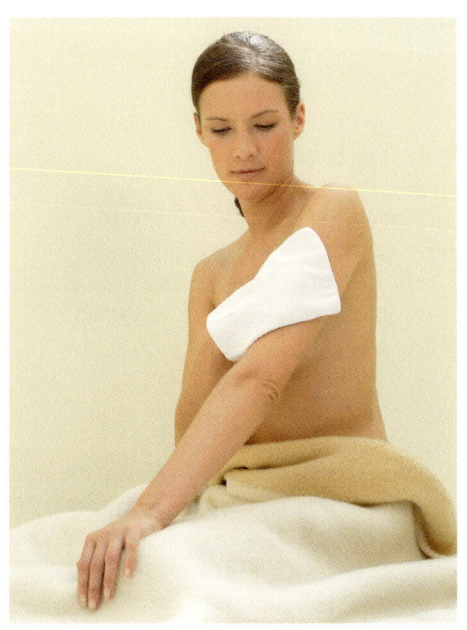
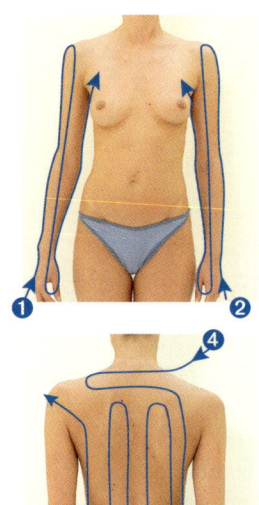
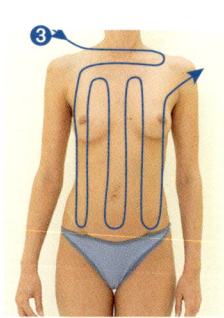

So wird's gemacht

❶ Tuch in Wasser tauchen, leicht auswringen, dann nacheinander
  - rechten Arm erst außen, dann innen abreiben,
  - linken Arm erst außen, dann innen abreiben,
  - Brust und Bauch abreiben,
  - Rücken abreiben.

❷ Das Tuch beim Waschen leicht andrücken, sodass ein Wasserfilm auf der Haut entsteht.

❸ Zwischendurch wenden bzw. wieder in Wasser tauchen.

❹ Zügig vorgehen, um Auskühlung zu vermeiden.

Mögliche Zusätze
- Essig (1 Teil auf 3 Teile Wasser)
- Salz (1 Esslöffel auf 1 Liter Wasser)

Unterkörperwaschung

Besonders geeignet bei

- Erschöpfung, funktionellen Organstörungen (vegetative Dystonie)
- Fehlsteuerung der Wärmeregulation, z. B. kalten Füßen (besonders bei rheumatischen Krankheiten, chronischen Infekten, z. B. der Nebenhöhlen)
- Einschlafstörungen
- venösen Beinleiden, Krampfadern
- Darmträgheit und Blähungen
- Schilddrüsenüberfunktion
- rheumatoider Arthritis

Vorsicht bei/nicht geeignet bei

- ausgekühltem Körper, Frösteln
- Harnwegsinfekten (Blase, Niere)
- Unterleibsinfektionen bei der Frau

So wirkt die Anwendung

- stoffwechselanregend in der Haut, durchblutungsfördernd
- eher schlaffördernd
- wärmeregulierend
- herzentlastend
- verdauungsfördernd

Was Sie brauchen

- Leinenwaschtuch (30 × 60 cm)
- Gefäß mit kaltem Wasser (Eimer, Schüssel, Waschbecken), anfangs ggf. zimmerwarm (18–22°C), später so kalt wie möglich!
- ca. 3 Minuten Zeit (!)

wichtig

Wiedererwärmung ist wichtig! Ziehen Sie sich entweder nach der Anwendung ohne Abtrocknen sofort an und bewegen Sie sich bis zur Wiedererwärmung oder gönnen Sie sich – bei morgendlicher Anwendung im Bett – Nachruhe, d. h. nicht abtrocknen, feucht ins Bett legen bis zur wohligen Wärme.

Waschungen

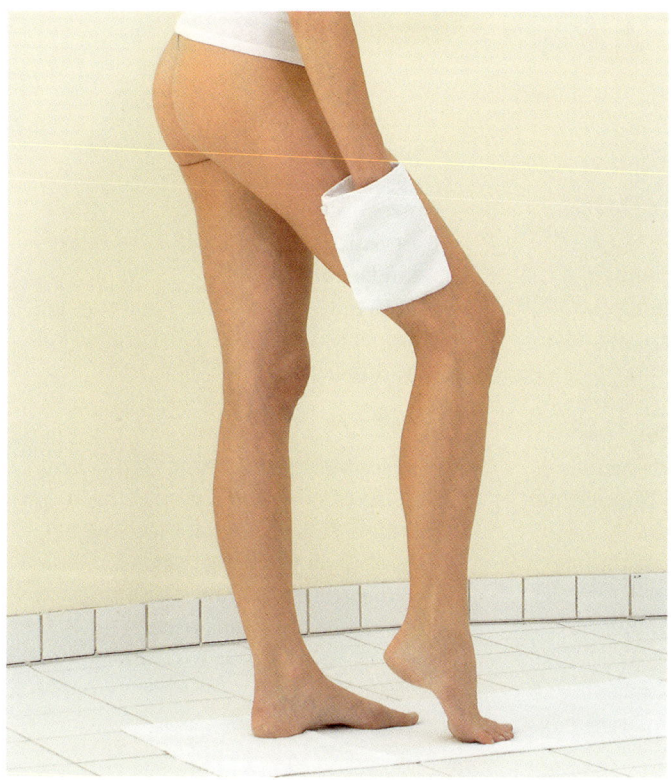
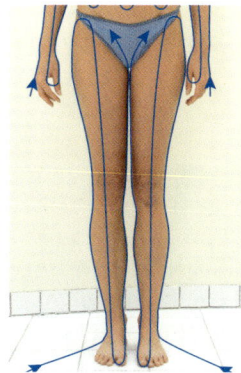
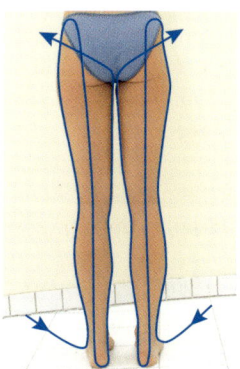

So wird's gemacht

❶ Tuch ins Wasser tauchen, leicht auswringen;
❷ rechtes Bein außen, vorne, innen und hinten (mit Gesäß) abreiben;
❸ Tuch wieder in Wasser tauchen, leicht auswringen;
❹ linkes Bein außen, vorne, innen und hinten (mit Gesäß) abreiben;
❺ Tuch leicht auf der Haut andrücken, sodass sich ein Wasserfilm bildet, zwischendurch wenden bzw. wieder in Wasser tauchen;
❻ zügig durchführen, um Auskühlung zu vermeiden.
❼ Bei Einschlafstörungen auch öfter hintereinander durchführen, ggf. im Bett (schlaffördernde Wiedererwärmung nach jeder Anwendung!).
❽ Zum Schluss die Fußsohlen abreiben.

Mögliche Zusätze
- Essig (1 Teil auf 3 Teile Wasser)
- Salz (1 Esslöffel auf 1 Liter Wasser)

DIE ANWENDUNGEN

Ganzwaschung 💧💧

Die Ganzwaschung ist eine leichte Abhärtungsübung.

Besonders geeignet bei

- Abwehrschwäche
- vegetativer Unausgeglichenheit, Nervosität und Anspannung
- Kreislaufstörungen, niedrigem oder labilem Blutdruck
- Störungen der Wärmeregulation (kalte Hände, Füße)
- schlechter Hautdurchblutung
- Schlaflosigkeit (Ein- und Durchschlafstörungen)
- chron.-rheumatischen Erkrankungen
- rheumatoider Arthritis
- Bettlägerigkeit (zur Anregung)

Vorsicht bei/nicht geeignet bei

- Frieren, Frösteln

So wirkt die Anwendung

- abhärtend
- anregend für den Hautstoffwechsel
- herzentlastend
- regulierend auf den Wärmehaushalt
- vegetativ stabilisierend
- anregend auf die Durchblutung und den Kreislauf

Was Sie brauchen

- Leinenwaschtuch (30 × 60 cm) oder -handschuh
- Gefäß mit kaltem Wasser, anfangs ggf. zimmerwarm (18–22°C), später so kalt wie möglich!

wichtig

Gute Wiedererwärmung ist das Behandlungsziel. Um Auskühlung zu vermeiden, führen Sie die Waschung zügig, aber nicht hastig durch. Sie ist bei Bettlägerigen zur Kreislaufanregung und Erfrischung geeignet.

WASCHUNGEN

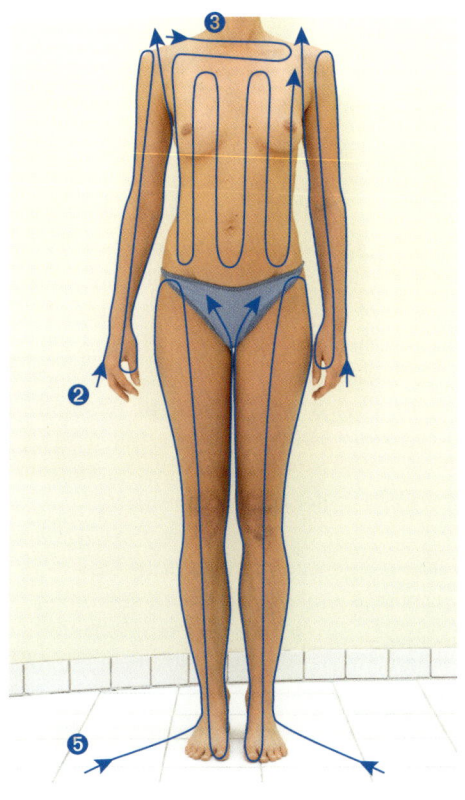
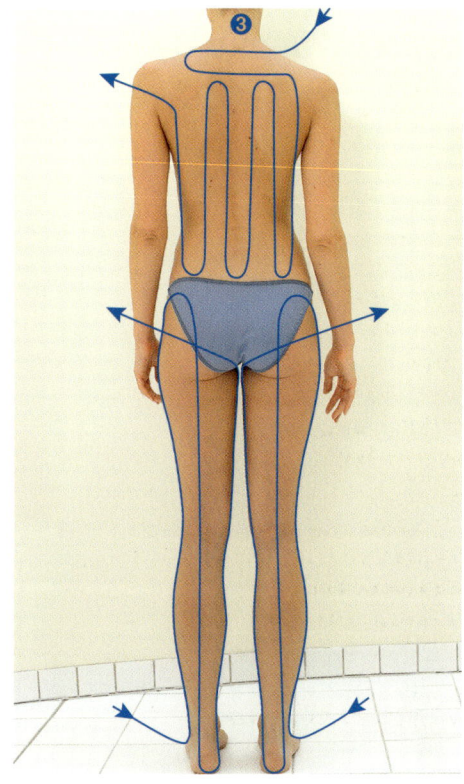

So wird's gemacht

❶ Das Tuch eintauchen, Wasser ausdrücken. Auf der Haut soll ein Wasserfilm entstehen.
❷ Reihenfolge der Waschung: rechten Arm erst außen, dann innen (bis in die Achselhöhle) waschen, linken Arm ebenso;
❸ weiterhin: Hals, Brust, Leib und schließlich Rücken;
❹ Tuch zwischendurch wieder neu ins Wasser tauchen, fest ausdrücken.
❺ Rechtes Bein außen, vorne, innen und hinten (mit Gesäß) abreiben, linkes Bein ebenso, schließlich rechte und linke Fußsohle.
❻ Nicht abtrocknen (Reizverstärkung durch Verdunstungskälte).
❼ Nach der Waschung Wiedererwärmung im Bett (ca. 30–60 Minuten) oder anziehen und bewegen.

Mögliche Zusätze

- Essig (1 Teil auf 3 Teile Wasser) oder
- Molke (zur Stabilisierung des Säureschutzmantels)

DIE ANWENDUNGEN

Serienwaschung 💧

Besonders geeignet bei

- fieberhaften akuten Infektionskrankheiten

Vorsicht bei/nicht geeignet bei

- Kältegefühl, Frösteln
- kalten Händen/Füßen

So wirkt die Anwendung

- fiebersenkend
- schweißtreibend
- wärmeregulierend
- erfrischend
- kreislaufanregend

Was Sie brauchen

- Leinenwaschtuch (30 × 60 cm)
- Eimer/Schüssel mit Wasser (kalt oder temperiert 12–22 °C)

So wird's gemacht

❶ Tuch in Wasser tauchen und ausdrücken, sodass es nicht tropft.
❷ beim liegenden Patienten beide Unterschenkel oder Unterarme abreiben,
❸ anschließend ohne Abtrocknen locker zudecken.
❹ Nach Wiedererwärmung im Abstand von ca. 15 Minuten wiederholen bis zum Schweißausbruch (das können Sie bis zu siebenmal wiederholen).

Führen Sie die Serienwaschung bei fiebernden Kleinkindern nur an den Unterarmen durch, falls die Beine kalt sind. Behandeln Sie bei Schwerkranken nur die Körpervorderseite.

wichtig
Die Serienwaschung ist das schonendste Verfahren zur Fiebersenkung. Bei Frösteln im Fieberanstieg keine kalten, sondern heiße Waschungen machen.

Leibwaschung

Die Leibwaschung ist die »Abführ- und Einschlafpille« nach Kneipp.

Besonders geeignet bei

- Einschlafstörungen
- Verdauungsstörungen (Neigung zu Darmträgheit, Blähungen)

Vorsicht bei/nicht geeignet bei

- Kältegefühl, Frösteln
- Harnwegsinfekt (Blase, Niere)

So wirkt die Anwendung

- regt die Darmtätigkeit an
- schlaffördernd

Was Sie brauchen

- Leinenwaschtuch (30 × 60 cm)
- Gefäß mit kaltem Wasser, anfangs ggf. zimmerwarm (18–22°C), später so kalt wie möglich!

So wird's gemacht

Hilfreich bei der Anwendung ist es, die Beine anzuwinkeln oder mit einem Kissen zu unterlagern. So entspannt sich die Bauchdecke. Der Leibwaschung sollte eine Vorerwärmung im Bett vorausgehen.

❶ Tuch in das Wasser eintauchen und wieder ausdrücken,
❷ langsam, kreisförmig im Uhrzeigersinn bewegen, Beginn rechts auf Höhe des Hüftknochens;
❸ 20- bis 40-mal kreisen.
❹ Das Tuch mehrmals wieder anfeuchten!

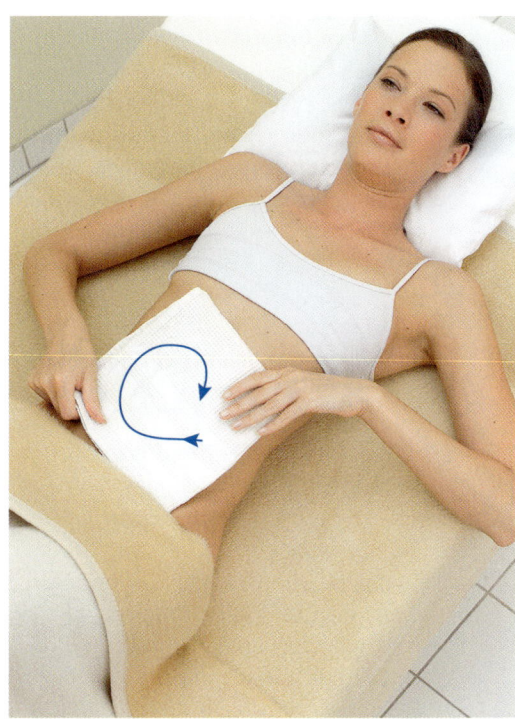

Güsse

Fröstelt es Sie, wenn Sie an einen kalten Guss denken? Bei Kneipp-Anwendungen ist das nicht nötig, denn auf den »Guss«-Reiz erfolgt hier die gewünschte »Körper«-Reaktion – wie Entspannung, Schmerzlinderung und anschließende Wärmeentwicklung. Damit haben sich die Effekte der Kneipp-Güsse aber noch lange nicht erschöpft …

Schnelle und wirksame Hilfe

Wie jedoch jeder einzelne Guss auf einen bestimmten Körperteil eine bestimmte Wirkung ausübt, so kann hier wiederum durch Anwendung verschiedener Güsse auf den ganzen Körper eingewirkt werden.

(Sebastian Kneipp, Mein Testament, 1895)

Die bekannten Kneipp-Güsse bieten vor allem für den häuslichen Gebrauch eine hervorragende Möglichkeit zur Abhärtung und für die Behandlung chronischer Krankheiten. Sie sind rasch ausgeführt und wenig zeitintensiv. Man unterscheidet mit geringem Druck verabreichte Flachgüsse, bei denen in erster Linie der Temperaturreiz wirkt, von den sog. Druckstrahlgüssen (z. B. Blitzguss), bei denen noch der druckmechanische Reiz des Wasserstrahls hinzukommt.

Der Schönheits- oder Gesichtsguss bewirkt eine Spannung und Tonisierung der Haut, hat jedoch neben diesem kosmetischen und stoffwechselanregenden Effekt eine Hauptanwendung bei chronischen Erkrankungen der oberen Luftwege und der Stirn- und Kieferhöhlen.

Güsse. Sie stabilisieren insbesondere den Wärmehaushalt durch die nachgewiesene Wirkung auf Kapillaren, Venen und Lymphgefäße. Je nach behandeltem Körpergebiet werden auch Organsysteme angesprochen: Knie- und Schenkelguss wirken auf Blase, Hämorrhoiden sowie Organe im Bauchraum und im kleinen Becken. Armguss, Oberguss und Rückenguss sprechen die Organe des Atmungs- und Herz-Kreislauf-Systems an. (Temperatur)ansteigende oder heiße Güsse (Nackenguss, Lumbalguss) sind wirksam bei Verspannungen in der entsprechenden Wirbelsäulenmuskulatur.

Flachgüsse. Diese können kalt (bis 18°C), temperiert (18–22°C), im Wechsel warm (36–38°C) und kalt (bis 18°C) sowie ansteigend (von der Hauttemperatur ausgehend bis ca. 43°C) gegeben werden.

EXPERTEN-RAT

Für alle Güsse gilt:

- So viel Wärme wie nötig, so viel Kälte wie möglich!
- Nie bei Kältegefühl, Frösteln und nie auf eine kalte Haut, ggf. vorher Erwärmung durch warme Kleidung bzw. Bewegung (Kneipp ließ seine Patienten das Wasser pumpen, mit dem er sie behandelte!).
- Nie unmittelbar nach dem Essen (im Idealfall ca. 30–45 Min. nach einem kleinen Imbiss).
- Der Raum muss gut warm sein.
- Der Abstand zu körperlichen Anstrengungen sollte ca. 30 Min. betragen.
- Bei kalten Güssen atmen Sie vorher ein und mit Beginn des Gusses aus.
- Achten Sie auf ruhige Atmung und entspannte Körperhaltung während des Gusses.
- Konzentrieren Sie sich auf die Anwendung. Der sehr volksnahe Pfarrer Kneipp formulierte es so: »Beim Guss halt's Maul, sonst ist die Wirkung faul.«
- Das Wasser muss frei abfließen können, sodass Sie nicht im kalten Wasser stehen und auskühlen. Daher ist es vorteilhaft, einen Rost zu verwenden.
- Vorsicht bei Personen mit Sensibilitätsstörungen und Nervenschädigungen!

Kneippgüsse lassen sich am besten mit einem verstärkten Gummischlauch Ø Durchmesser 20 mm, einem Gießhandstück und nur notfalls mit einem verstellbaren Brausekopf verabreichen. Ein gleichmäßiger, weicher und voller Wasserstrahl soll die Haut ummanteln. So wird der Temperaturreiz optimal an die Temperaturfühler in der Haut vermittelt.

Blitzgüsse. (Druckstrahlgüsse) sind nur auf ärztliche Verordnung anzuwenden und werden von fachkundigem Personal in entsprechenden Einrichtungen (z.B. während der Kneipp-Kur) verabreicht. Sie werden aus einer Entfernung von 3–4 Metern und mit einem Druck von 1–3 Atmosphären aus einem entsprechenden Gießschlauch mit Metalldüse (3–5 mm Durchmesser) verabreicht. Verwendet wird kaltes, wechselwarmes oder heißes Wasser. Die Blitzgüsse bieten die reizstärkste Möglichkeit der Gussanwendung und setzen eine vorhergehende langsame Anpassung an die Reizstärke voraus. Ihre Anwendung (z.B. zur Abhärtung oder als Stoffwechselanregung bei Übergewicht) muss vom Arzt kritisch abgewogen werden, denn es sind Gegenanzeigen (Kontraindikationen) wie z.B. gesteigerte nervöse Erregbarkeit bei Schilddrüsenüberfunktion, bei Asthma bronchiale und verminderte Anpassungsfähigkeit im Herz-Kreislauf-System (z.B. Durchblutungsstörungen mit Ruheschmerz) zu beachten.

Die Anwendungen

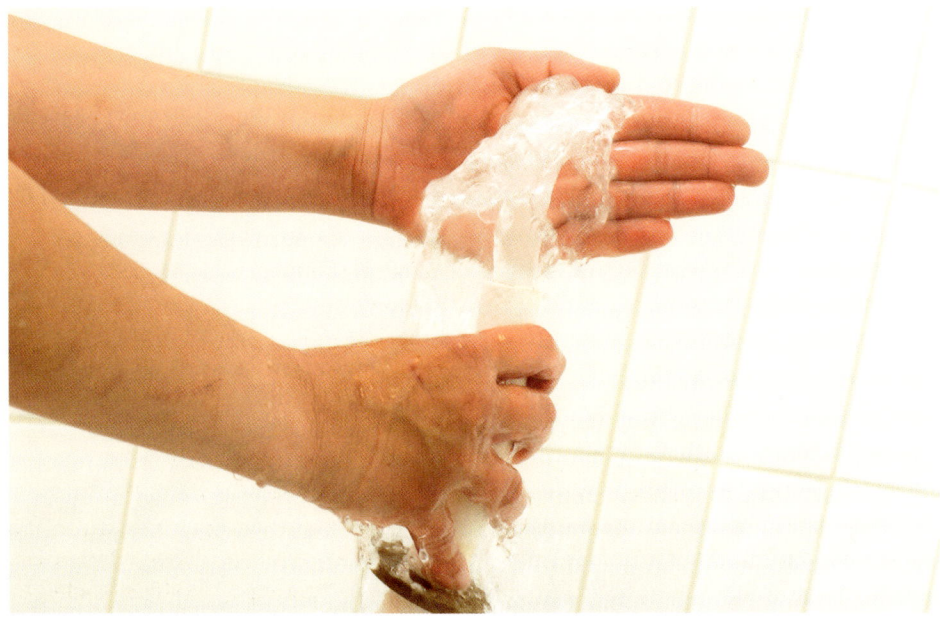

▲ Bei den Flachgüssen sollte der Wasserstrahl ca. eine Handbreit aus dem senkrecht gehaltenen Schlauch hervorsprudeln.

Die im Buch beschriebenen Knie- und Schenkelgüsse sind in einer vereinfachten Form, die für die Selbstanwendung besser geeignet ist, und in einer therapeutischen Variante dargestellt. Bei der vereinfachten Form wird zuerst das rechte Bein an der Rückseite und dann anschließend auf der Vorderseite begossen, mit dem linken Bein verfährt man ebenso und dann wird das Ganze zur Reizverstärkung wiederholt. – Bei der therapeutischen Variante wird zunächst die Rückseite und dann die Vorderseite begossen. Der Patient dreht sich dazu um.

Armguss mit Brustguss kalt 💧💧

Besonders geeignet bei

- Abgeschlagenheit
- Abgespanntheit, Müdigkeit
- Erkältungsneigung (zur Abhärtung)

Vorsicht bei/nicht geeignet bei

- organischen Herzerkrankungen wie Herzrhythmusstörungen, Durchblutungsstörungen des Herzens, Angina pectoris
- Asthma bronchiale
- Frieren, Frösteln

So wirkt die Anwendung

- kreislaufanregend
- erfrischend
- gewebestraffend
- abhärtend

Was Sie brauchen

- Gummischlauch: Länge 1,5 m, Durchmesser ¾ Zoll (= 20 mm) oder
- Gießhandstück (siehe Bezugsquellen, Seite 155)
- Holz- oder Plastikrost

So wird's gemacht

❶ **Rechter Arm**
- außen aufwärts bis zur Schulter,
- kurz verweilen,
- innen abwärts.

❷ **Linker Arm**
- außen aufwärts bis zur Schulter,
- kurz verweilen,
- innen abwärts,
- beide Arme wiederholen.

❸ **Brust in Achterform umkreisen**
- Für den Guss beugen Sie sich am besten über die Badewanne. Das Wasser anschließend nur abstreifen – nicht abtrocknen (!) –, anziehen, wieder erwärmen!

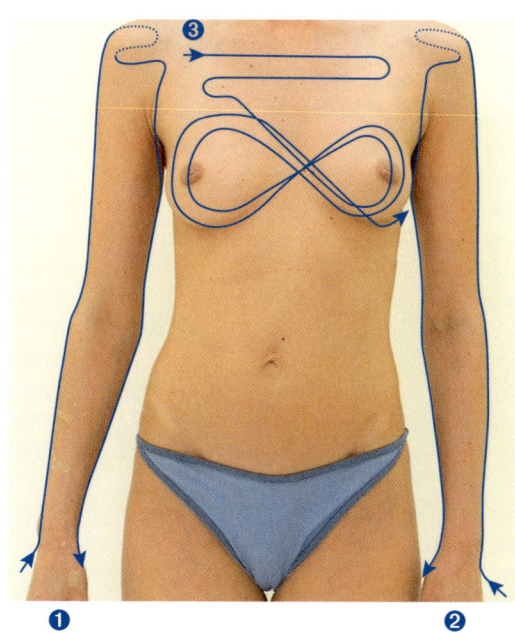

Knieguss kalt 💧💧

Besonders geeignet bei

- gefäßbedingten Kopfschmerzen
- arteriellen Durchblutungsstörungen der Beine (Raucherbein/Schaufensterkrankheit ohne Ruheschmerz)
- Hitze- und Schweregefühl in den Beinen
- Krampfadern (Varizen) und beeinträchtigtem venösem Abfluss (chronisch venöse Insuffizienz)

Vorsicht bei/nicht geeignet bei

- Hexenschuss/Ischialgie
- Harnwegsinfekt
- Frieren, Frösteln
- fortgeschrittenen Durchblutungsstörungen mit Ruheschmerz
- während der Regelblutung

So wirkt die Anwendung

- blutdrucksenkend
- entstauend
- durchblutungsfördernd, reaktiv gefäßerweiternd
- die Wandspannung der Venen verbessernd (tonisierend)
- beruhigend, schlaffördernd

Was Sie brauchen

- Gummischlauch: Länge 1,5 m, Durchmesser ¾ Zoll (20 mm) oder
- Gießhandstück (siehe Bezugsquellen)
- Holz- oder Plastikrost

wichtig

Vorsicht bei niedrigem Blutdruck! Achten Sie auf ausreichende Wiedererwärmung durch Bewegung (gehen, laufen) oder im Bett (wenn nötig: Socken!).

Güsse

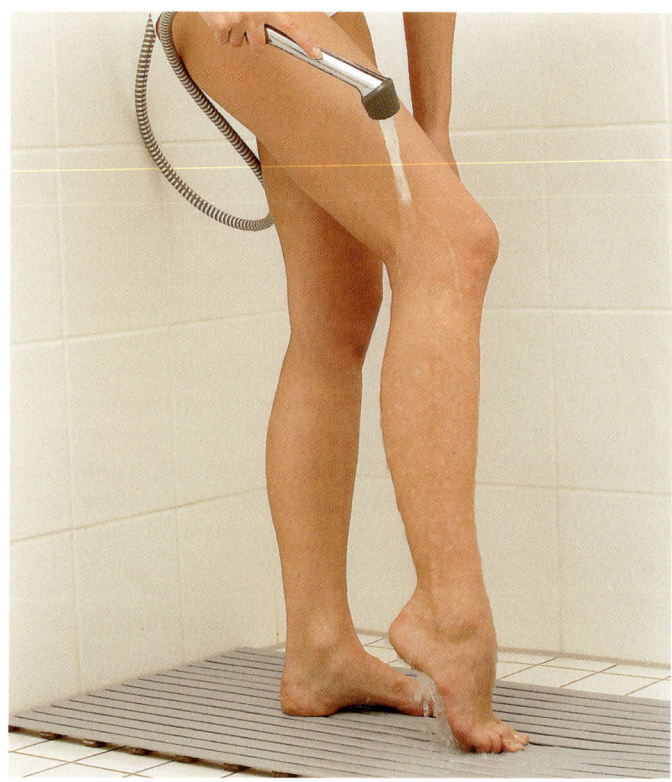
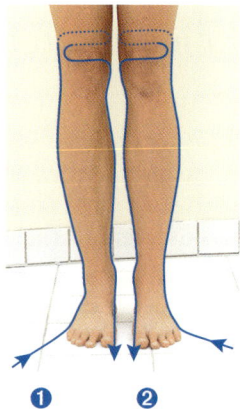

So wird's gemacht

Vereinfachte Linienführung zur Selbstbehandlung!
❶ **Rechtes Bein**
- Vom Fußrücken (Kleinzehenseite) außen am Unterschenkel aufwärts, oberhalb der Kniekehle kurz verweilen (5–8 Sekunden),
- von dort direkt auf die Vorderseite wechseln und dort ebenfalls verweilen (5–8 Sekunden),
- anschließend auf der Innenseite des Unterschenkels abwärts.

❷ **Linkes Bein**
- Vom Fußrücken (Kleinzehenseite) außen am Unterschenkel aufwärts, oberhalb der Kniekehle kurz verweilen (5–8 Sekunden),
- von dort direkt auf die Vorderseite wechseln und dort ebenfalls verweilen (5–8 Sekunden),
- anschließend auf der Innenseite des Unterschenkels abwärts.

❸ **Rechtes und linkes Bein**
- wie oben beschrieben begießen

❹ **Fußsohle rechts und links**
- umkreisend begießen

Die Anwendungen

Knieguss kalt – therapeutische Variante

Wird der Knieguss von einem Behandler ausgeführt, werden zunächst die Rückseite, dann die Vorderseite der Unterschenkel und abschließend die Fußsohlen begossen.

So wird's gemacht

- **Rechtes Bein – Rückseite**
  - Vom Fußrücken (Kleinzehenseite) außen am Unterschenkel aufwärts,
  - eine Handbreit oberhalb der Kniekehle kurz verweilen (5–8 Sekunden),
  - Innenseite des Unterschenkels abwärts.
- **Linkes Bein – Rückseite**
  - Vom Fußrücken (Kleinzehenseite) außen am Unterschenkel aufwärts,
  - eine Handbreit oberhalb der Kniekehle kurz verweilen (5–8 Sekunden),
  - anschließend zur Reizverstärkung nochmals, ohne abwärts zu gehen.
- **Rechtes Bein – Rückseite**
  - Ca. 5 Sekunden begießen und dann zurück auf …
- **Linkes Bein – Rückseite**
  - hier ebenfalls nochmals 5–8 Sekunden verweilen,
  - anschließend auf der Innenseite des linken Beines abwärts.
- **Rechtes Bein – Vorderseite**
  - Vom Fußrücken (Kleinzehenseite) außen am Unterschenkel aufwärts,
  - eine Handbreit oberhalb der Kniescheibe kurz verweilen (5–8 Sek.),
  - Innenseite des Unterschenkels abwärts.
- **Linkes Bein – Vorderseite**
  - Vom Fußrücken (Kleinzehenseite) außen am Unterschenkel aufwärts,
  - eine Handbreit oberhalb der Kniescheibe kurz verweilen (5–8 Sek.),
  - anschließend zur Reizverstärkung nochmals.
- **Rechtes Bein – Vorderseite**
  - Ca. 5 Sekunden begießen und dann zurück auf …
- **Linkes Bein – Vorderseite**
  - Hier ebenfalls nochmals 5–8 Sekunden verweilen,
  - anschließend auf der Innenseite des linken Beines abwärts.
- **Fußsohle rechts und links**
  - umkreisend begießen.

Wechselkniguss

Besonders geeignet bei

- gefäßbedingten Kopfschmerzen
- arteriellen Durchblutungsstörungen der Beine (Raucherbein/Schaufensterkrankheit ohne Ruheschmerz)
- Hitzegefühl

Vorsicht bei/nicht geeignet bei

- Hexenschuss/Ischiasschmerzen
- Harnwegsinfekt (Nieren- und Blasenleiden)
- Frieren, Frösteln
- starken Krampfadern (Varizen)
- niedrigem Blutdruck
- während der Menstruation

So wirkt die Anwendung

- blutdrucksenkend
- entstauend
- durchblutungsfördernd, reaktiv erweiternd auf Arterien
- vegetativ beruhigend, schlaffördernd

Was Sie brauchen

- Gummischlauch: Länge 1,5 m, Durchmesser ¾ Zoll (20 mm) oder
- Gießhandstück (siehe Bezugsquellen)
- Holz- oder Plastikrost

wichtig

Achtung bei niedrigem Blutdruck! Sorgen Sie für ausreichende Wiedererwärmung durch Bewegung (gehen, laufen) oder im Bett (wenn nötig: Socken!). Ob der Wechselguss bei niedrigem Blutdruck durchgeführt werden kann, sollte ein Arzt entscheiden. Auf jeden Fall Vorsicht walten lassen!

So wird's gemacht

Vereinfachte Linienführung zur Selbstbehandlung!

❶ **Warmanteil (36–38°C)**
- **Rechtes Bein**
    - Vom Fußrücken (Kleinzehenseite) außen am Unterschenkel aufwärts,
    - oberhalb der Kniekehle verweilen (bis eine gute Durchwärmung eintritt),
    - von dort direkt auf die Vorderseite wechseln und dort ebenfalls so lange wie hinten verweilen,
    - anschließend auf der Innenseite des Unterschenkels abwärts.
- **Linkes Bein**
    - Vom Fußrücken außen am Unterschenkel aufwärts,
    - oberhalb der Kniekehle verweilen,
    - von dort direkt auf die Vorderseite wechseln und dort ebenfalls so lange wie hinten verweilen,
    - anschließend auf der Innenseite des Unterschenkels abwärts.

❷ **Kaltanteil (<18°C)**
- **Rechtes Bein**
  - Vom Fußrücken (Kleinzehenseite) außen am Unterschenkel aufwärts,
  - oberhalb der Kniekehle kurz verweilen (5–8 Sekunden),
  - von dort direkt auf die Vorderseite wechseln und dort ebenfalls verweilen (5–8 Sekunden),
  - anschließend auf der Innenseite des Unterschenkels abwärts.

- **Linkes Bein**
  - Vom Fußrücken (Kleinzehenseite) außen am Unterschenkel aufwärts,
  - oberhalb der Kniekehle kurz verweilen (5–8 Sekunden),
  - von dort direkt auf die Vorderseite wechseln und dort ebenfalls verweilen (5–8 Sekunden),
  - anschließend auf der Innenseite des Unterschenkels abwärts.

Warm- und Kaltanteil wie oben beschrieben wiederholen.

- **Fußsohle rechts und links**
  - mit kaltem Wasser umkreisend begießen

Wechselkniguss 💧💧 – therapeutische Variante

So wird's gemacht

❶ Warmanteil (36–38°C)
- **Rechtes Bein – Rückseite**
  - Vom Fußrücken (Kleinzehenseite) außen am Unterschenkel aufwärts oberhalb der Kniekehle,
  - verweilen (bis eine gute Durchwärmung eintritt),
  - anschließend auf der Innenseite des Unterschenkels abwärts.
- **Linkes Bein – Rückseite**
  - Vom Fußrücken (Kleinzehenseite) außen am Unterschenkel aufwärts,
  - oberhalb der Kniekehle verweilen (bis eine gute Durchwärmung eintritt),
  - anschließend auf der Innenseite des Unterschenkels abwärts.
- **Rechtes Bein – Vorderseite**
  - Vom Fußrücken (Kleinzehenseite) außen am Unterschenkel aufwärts,
  - oberhalb der Kniescheibe verweilen (bis eine gute Durchwärmung eintritt),
  - anschließend auf der Innenseite des Unterschenkels abwärts.
- **Linkes Bein – Vorderseite**
  - Vom Fußrücken (Kleinzehenseite) außen am Unterschenkel aufwärts,
  - oberhalb der Kniescheibe verweilen (bis eine gute Durchwärmung eintritt),
  - Innenseite des Unterschenkels: abwärts.

❷ Kaltanteil (<18°C)
- **Rechtes Bein – Rückseite**
  - Vom Fußrücken (Kleinzehenseite) außen am Unterschenkel aufwärts,
  - oberhalb der Kniekehle kurz verweilen (5–8 Sekunden),
  - Innenseite des Unterschenkels: abwärts.
- **Linkes Bein – Rückseite**
  - Vom Fußrücken (Kleinzehenseite) außen am Unterschenkel aufwärts,
  - oberhalb der Kniekehle kurz verweilen (5–8 Sekunden),
  - Innenseite des Unterschenkels: abwärts.
- **Rechtes Bein – Vorderseite**
  - Vom Fußrücken (Kleinzehenseite) außen am Unterschenkel aufwärts,
  - oberhalb der Kniescheibe kurz verweilen (5–8 Sekunden),
  - Innenseite des Unterschenkels: abwärts.
- **Linkes Bein – Vorderseite**
  - Vom Fußrücken (Kleinzehenseite) außen am Unterschenkel aufwärts,
  - oberhalb der Kniescheibe kurz verweilen (5–8 Sekunden),
  - Innenseite des Unterschenkels: abwärts.
- **Rechtes Bein und linkes Bein**
  - wie oben beschrieben wiederholen
- **Fußsohle rechts und links**
  - mit kaltem Wasser umkreisend begießen

Schenkelguss kalt 💧💧

Besonders geeignet bei

- Krampfadern (Varizen) und venösen Abflussstörungen
- arteriellen Durchblutungsstörungen der Beine (ohne Ruheschmerz)
- Einschlafstörungen

Vorsicht bei/nicht geeignet bei

- Hexenschuss/Ischiasschmerzen
- Harnwegsinfekten
- Frieren, Frösteln
- während der Menstruation

So wirkt die Anwendung

- blutdrucksenkend
- entstauend
- durchblutungsfördernd, reaktiv erweiternd auf Arterien
- die venöse Wandspannung steigernd (tonisierend)
- vegetativ beruhigend
- schlaffördernd

Was Sie brauchen

- Gummischlauch: Länge 1,5 m, Durchmesser ¾ Zoll oder
- Gießhandstück (siehe Bezugsquellen)
- Holz- oder Plastikrost

wichtig

Vorsicht bei niedrigem Blutdruck! Achten Sie auf ausreichende Wiedererwärmung durch Bewegung (gehen, laufen) oder im Bett (wenn nötig: Socken!). Die Reizstärke ist größer als beim Knieguss. Bei Verstopfung (Obstipation) bewährt sich zusätzlich die »Leibspirale«: kreis- oder spiralförmige Gießung um den Nabel.

So wird's gemacht

Vereinfachte Linienführung zur Selbstbehandlung!

❶ Rechtes Bein
- Vom Fußrücken (Kleinzehenseite) hinten außen am Bein aufwärts,
- oberhalb des Gesäßes (rechter Beckenkamm) kurz verweilen (5–8 Sekunden), sodass der Wasserstrahl die Rückseite des Beines gleichmäßig ummantelt,
- von dort direkt auf die Vorderseite des Beines wechseln und dort in der Leistenbeuge ebenfalls 5–8 Sekunden verweilen, sodass auch die Vorderseite des Beines vom Wasserstrahl gleichmäßig umschlossen wird.
- anschließend auf der Innenseite des Fußes abwärts.

GÜSSE

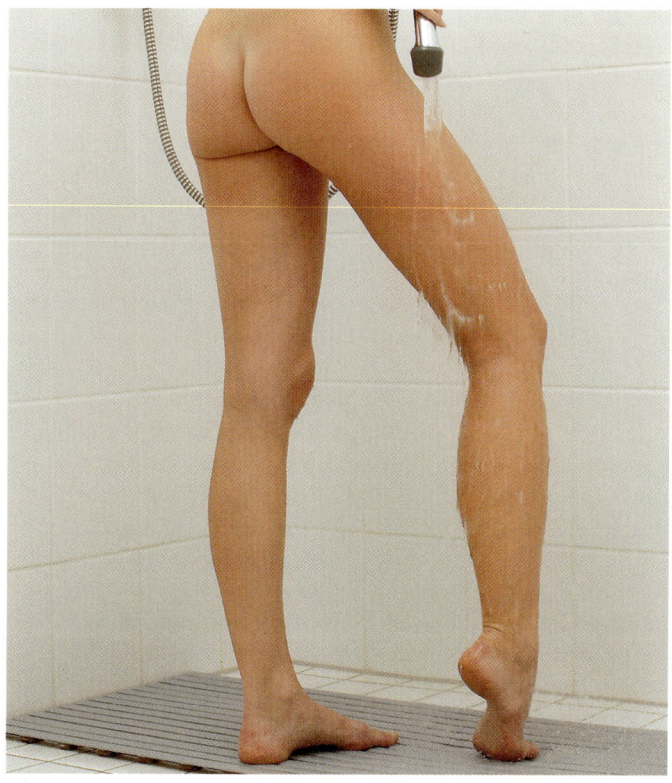
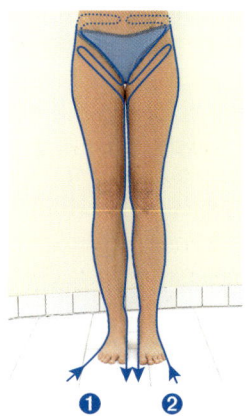

❷ **Linkes Bein**
- Vom Fußrücken (Kleinzehenseite) hinten außen am Bein aufwärts,
- oberhalb des Gesäßes (linker Beckenkamm) kurz verweilen (5–8 Sekunden), sodass der Wasserstrahl die Rückseite des Beines gleichmäßig ummantelt,
- von dort direkt auf die Vorderseite des Beines wechseln,
- dort in der Leistenbeuge ebenfalls 5–8 Sekunden verweilen, sodass auch die Vorderseite des Beines vom Wasserstrahl gleichmäßig umschlossen wird,
- anschließend auf der Innenseite des Fußes abwärts.

❸ **Rechtes Bein und linkes Bein**
- Zur Reizverstärkung nochmals wie oben beschrieben begießen.

❹ **Fußsohle rechts und links**
- umkreisend begießen

Schenkelguss kalt 💧💧 – therapeutische Variante

Wird der Schenkelguss von einem Behandler ausgeführt, wird zunächst komplett die Rückseite, dann die Vorderseite der Beine und abschließend die Fußsohlen begossen.

So wird's gemacht

- **Rechtes Bein – Rückseite**
  - Vom Fußrücken (Kleinzehenseite) hinten außen am Bein aufwärts,
  - oberhalb des Gesäßes (rechter Beckenkamm) kurz verweilen (5–8 Sek.), sodass der Wasserstrahl die Rückseite des Beines gleichmäßig ummantelt, dann
  - an der Innenseite des Beines abwärts.
- **Linkes Bein – Rückseite**
  - Vom Fußrücken (Kleinzehenseite) hinten außen am Bein aufwärts,
  - oberhalb des Gesäßes (linker Beckenkamm) kurz verweilen (5–8 Sek.), sodass der Wasserstrahl die Rückseite des Beines gleichmäßig ummantelt.
  - Zur Reizverstärkung nochmals, ohne abwärts zu gehen unterhalb des Gesäßes auf die rechte Seite wechseln.
- **Rechtes Bein – Rückseite**
  - Wie oben ca. 5–6 Sek. begießen und dann zurück auf …
- **Linkes Bein – Rückseite**
  - Und hier ebenfalls wie oben beschrieben nochmals 5–8 Sek. verweilen,
  - anschließend auf der Innenseite des linken Beines abwärts.
- **Rechtes Bein – Vorderseite**
  - Vom Fußrücken (Kleinzehenseite) vorne außen am Bein aufwärts,
  - in der Leistenbeuge kurz verweilen (5–8 Sek.), sodass der Wasserstrahl die Vorderseite des Beines gleichmäßig ummantelt, dann …
  - an der Innenseite des Beines abwärts.
- **Linkes Bein – Vorderseite**
  - Vom Fußrücken (Kleinzehenseite) vorne außen am Bein aufwärts,
  - in der Leistenbeuge kurz verweilen (5–8 Sek.), sodass der Wasserstrahl die Vorderseite des Beines gleichmäßig ummantelt.
  - Zur Reizverstärkung nochmals auf die rechte Seite wechseln.
- **Rechtes Bein – Vorderseite**
  - Ca. 5–6 Sek. begießen und dann zurück auf …
- **Linkes Bein – Vorderseite**
  - Hier ebenfalls nochmals 5–8 Sek. verweilen, anschließend auf der Innenseite des linken Beines abwärts.
- **Fußsohle rechts und links**
  - mit kaltem Wasser umkreisend begießen.

Wechselschenkelguss 💧💧

Besonders geeignet bei

- Krampfadern (Varizen) und venösen Abflussstörungen
- arteriellen Durchblutungsstörungen der Beine (Raucherbein/Schaufensterkrankheit ohne Ruheschmerz)
- Einschlafstörungen

Vorsicht bei/nicht geeignet bei

- Ischiasschmerzen
- Harnwegsinfekten (Nieren- und Blasenleiden)
- Frieren, Frösteln
- während der Menstruation

So wirkt die Anwendung

- blutdrucksenkend
- entstauend
- durchblutungsfördernd, reaktiv erweiternd auf Arterien
- die venöse Wandspannung steigernd (tonisierend)
- vegetativ beruhigend
- schlaffördernd

Was Sie brauchen

- Gummischlauch: Länge 1,5 m, Durchmesser ¾ Zoll oder
- Gießhandstück (siehe Bezugsquellen)
- Holz- oder Plastikrost

> ### EXPERTEN-RAT
> **Vorsicht bei niedrigem Blutdruck!**
>
> Achten Sie auf ausreichende Wiedererwärmung durch Bewegung (gehen, laufen) oder im Bett (wenn nötig: Socken!). Die Reizstärke ist größer als beim Knieguss und beim kalten Schenkelguss die blutgefäßtrainierende Wirkung etwas stärker – bei Verstopfung (Obstipation) bewährt sich zusätzlich die »Leibspirale«: kreis- oder spiralförmige Gießung um den Nabel.

Die Anwendungen

So wird's gemacht

Vereinfachte Linienführung zur Selbstbehandlung!

❶ **Warmanteil (36–38°C)**
- **Rechtes Bein**
    - Vom Fußrücken (Kleinzehenseite) hinten außen am Bein aufwärts,
    - oberhalb des Gesäßes (rechter Beckenkamm) verweilen, sodass eine gute Durchwärmung eintritt,
    - von dort direkt auf die Vorderseite des Beines wechseln und dort in der Leistenbeuge verweilen, sodass auch die Vorderseite des Beines vom Wasserstrahl gleichmäßig umschlossen wird, bis ebenfalls eine gute Durchwärmung eintritt,
    - anschließend auf der Innenseite des Beines abwärts.
- **Linkes Bein**
    - Vom Fußrücken (Kleinzehenseite) hinten außen am Bein aufwärts,
    - oberhalb des Gesäßes (linker Beckenkamm) verweilen, sodass der Wasserstrahl die Rückseite des Beines gleichmäßig ummantelt und eine gute Durchwärmung eintritt,
    - von dort direkt auf die Vorderseite des Beines wechseln und dort in der Leistenbeuge verweilen, sodass auch die Vorderseite des Beines vom Wasserstrahl gleichmäßig umschlossen wird und ebenfalls eine gute Durchwärmung eintritt,
    - anschließend auf der Innenseite des Beines abwärts.

❷ **Kaltanteil (<18°C)**
- **Rechtes Bein**
    - Vom Fußrücken (Kleinzehenseite) hinten außen am Bein aufwärts, oberhalb des Gesäßes (rechter Beckenkamm) kurz verweilen (5–8 Sekunden), sodass der Wasserstrahl die Rückseite des Beines gleichmäßig ummantelt,
    - von dort direkt auf die Vorderseite des Beines wechseln und dort in der Leistenbeuge ebenfalls 5–8 Sekunden verweilen, sodass auch die Vorderseite des Beines vom Wasserstrahl gleichmäßig umschlossen wird,
    - anschließend auf der Innenseite des Beines abwärts.
- **Linkes Bein**
    - Vom Fußrücken (Kleinzehenseite) hinten außen am Bein aufwärts, oberhalb des Gesäßes (linker Beckenkamm) kurz verweilen (5–8 Sek.), sodass der Wasserstrahl die Rückseite des Beines gleichmäßig ummantelt,
    - von dort direkt auf die Vorderseite des Beines wechseln und dort in der Leistenbeuge ebenfalls 5–8 Sekunden verweilen, sodass auch die Vorderseite des Beines vom Wasserstrahl gleichmäßig umschlossen wird,
    - anschließend auf der Innenseite des Beines abwärts.
- **Rechtes Bein und linkes Bein**
    - Den Warm- und Kaltanteil wie oben beschrieben wiederholen.
- **Fußsohle rechts und links**
    - mit kaltem Wasser umkreisend begießen.

Wechselschenkelguss 💧💧 – therapeutische Variante

① Warmanteil (36–38°C)
- **Rechtes Bein – Rückseite**
  - Vom Fußrücken (Kleinzehenseite) hinten außen am Bein aufwärts,
  - oberhalb des Gesäßes (rechter Beckenkamm) verweilen, sodass der Wasserstrahl die Rückseite des Beines gleichmäßig ummantelt und eine gute Durchwärmung eintritt,
  - anschließend auf der Innenseite des Beines abwärts.
- **Linkes Bein – Rückseite**
  - Vom Fußrücken (Kleinzehenseite) hinten außen am Bein aufwärts,
  - oberhalb des Gesäßes (linker Beckenkamm) verweilen , sodass der Wasserstrahl die Rückseite des Beines gleichmäßig ummantelt und eine gute Durchwärmung eintritt,
  - anschließend auf der Innenseite des Beines abwärts.
- **Rechtes Bein – Vorderseite**
  - Vom Fußrücken (Kleinzehenseite) vorne außen am Bein aufwärts,
  - in der Leistenbeuge verweilen, sodass der Wasserstrahl die Vorderseite des Beines gleichmäßig ummantelt und eine gute Durchwärmung eintritt,
  - anschließend auf der Innenseite des Beines abwärts.
- **Linkes Bein – Vorderseite**
  - Vom Fußrücken (Kleinzehenseite) vorne außen am Bein aufwärts,
  - in der Leistenbeuge verweilen, sodass der Wasserstrahl die Vorderseite des Beines gleichmäßig ummantelt und eine gute Durchwärmung eintritt,
  - anschließend auf der Innenseite des Beines abwärts.

② Kaltanteil (<18°C)
- **Rechtes Bein**
  - Vom Fußrücken (Kleinzehenseite) außen am Unterschenkel aufwärts,
  - oberhalb des Gesäßes (rechter Beckenkamm) kurz verweilen (5–8 Sekunden),
  - anschließend auf der Innenseite des Beines abwärts.
- **Linkes Bein**
  - Vom Fußrücken (Kleinzehenseite) außen am Bein aufwärts,
  - oberhalb des Gesäßes (linker Beckenkamm) kurz verweilen (5–8 Sekunden),
  - anschließend auf der Innenseite des Beines abwärts.

Warm- und Kaltanteil wie oben beschrieben wiederholen.
- **Fußsohle rechts und links**
  - mit kaltem Wasser umkreisend begießen.

Die Anwendungen

Lumbalguss temperaturansteigend
Das nebenwirkungsfreie Schmerzmittel für die Lendenwirbelsäule!

Besonders geeignet bei

- Hexenschuss
- Lendenwirbelsäulenschmerzen (Bandscheiben-Beschwerden)
- Verspannungen im Rücken, ausgehend vom Lendenwirbelbereich

Vorsicht bei/nicht geeignet bei

- akuten Entzündungen im behandelten Bereich

So wirkt die Anwendung

- entspannend/entkrampfend auf die Muskulatur und reflektorisch auf Bauch- und Beckenorgane (segmental zugeordnet)
- durchblutungssteigernd

Was Sie brauchen

- Gummischlauch: Länge 1,5 m, Durchmesser ¾ Zoll oder
- Gießhandstück (siehe Bezugsquellen, Seite 155)
- Badewanne oder Duschkabine
- Hocker
- eventuell Sitzbrett für die Badewanne
- Handtuch zum Daraufsitzen

GÜSSE

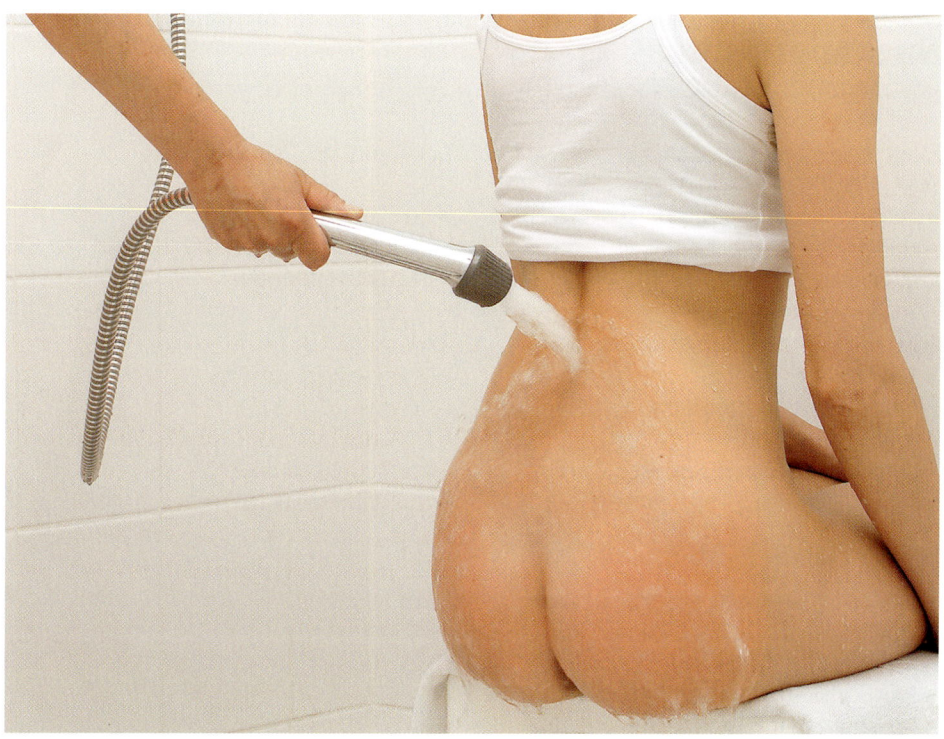

So wird's gemacht

Der Lumbalguss lässt sich am besten mit einem Helfer durchführen.

Achten Sie auf den langsamen und gleichmäßigen Temperaturanstieg (Einhand-Hebelmischer ist empfehlenswert).

❶ Der Patient sitzt (ein Brett quer über den Wannenrand legen, Hocker in der Wanne, notfalls auf dem Wannenrand sitzen).
❷ Der Helfer richtet den Wasserstrahl auf die Lendenwirbelsäule.
❸ Die Temperatur von Hauttemperatur (ca. 34°C) langsam und gleichmäßig bis zur Verträglichkeitsgrenze (ca. 43°C) steigern.
❹ Anschließend gründlich abtrocknen und Bettruhe in entspannter Haltung (Unterschenkel erhöht gelagert) oder leichte gymnastische Übungen der Wirbelsäule. Im Anschluss an den Lumbalguss ist Zugluft besonders gefährlich und unbedingt zu vermeiden!

Dauer:
bis eine kräftige Mehrdurchblutung (Rötung) erreicht ist (mehrere Min.).

Die Anwendungen

Nackenguss heiß

Besonders geeignet bei

- akutem Hartspann der Halswirbelsäule
- chronischer Verspannung der Nackenmuskulatur
- Spannungskopfschmerz
- gefäßbedingtem Kopfschmerz
- Migräne
- depressiver Verstimmung
- Wetterfühligkeit
- chronischem Ohrengeräusch/Ohrensausen (Tinnitus)

Vorsicht bei/nicht geeignet bei

- grünem Star (Glaukom)
- Bluthochdruck (Hypertonie)
- Schilddrüsenerkrankungen
- Herzschwäche (Herzinsuffizienz)
- Lumboischialgie/Bandscheibenbeschwerden der Lendenwirbelsäule (da Bücken notwendig ist)

So wirkt die Anwendung

- muskelentspannend
- durchblutungsfördernd im Kopf
- gefäßentkrampfend

Was Sie brauchen

- Gummischlauch: Länge 1,5 m, Durchmesser ¾ Zoll oder
- Gießhandstück (siehe Bezugsquellen)
- evtl. Hocker zum Abstützen

GÜSSE

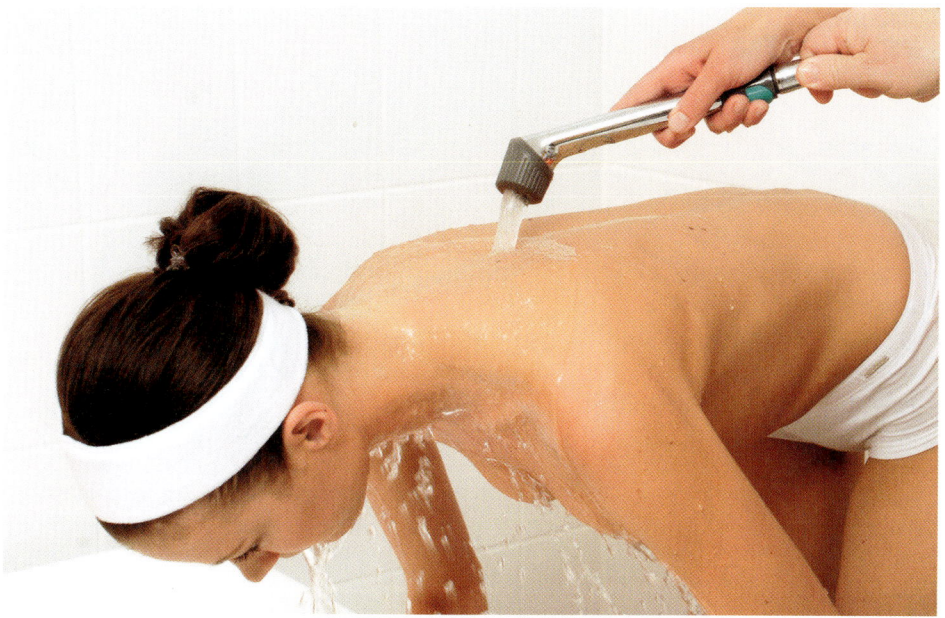

So wird's gemacht

Auf langsamen und gleichmäßigen Temperaturanstieg achten (Einhand-Hebelmischer ist empfehlenswert). Wenn keine Hilfsperson zur Verfügung steht, wird statt des Gießschlauches am besten das Gießhandstück benutzt. – Beruht der Kopfschmerz auf bereits erhöhtem Blutandrang, sind das heiße Fußbad oder Knie- oder Schenkelgüsse besser geeignet (zum Ableiten des Blutes in die untere Körperhälfte).

❶ Oberkörper vornüber beugen und abstützen (über der Badewanne, Vorsicht Rutschgefahr!),
❷ den Wasserstrahl auf den Nacken richten (Wasserplatte), sodass das Wasser seitlich am Hals ablaufen kann,
❸ Temperatur von hautwarm (ca. 34°C) bis zur Verträglichkeitsgrenze (ca. 43°C) steigern.
❹ Leichte Drehbewegungen des Kopfes während des Gusses unterstützen die entkrampfende Wirkung.

Dauer:
bis eine kräftige Mehrdurchblutung (Rötung) erreicht ist (mehrere Min.).

wichtig
Im Anschluss an den Nackenguss ist Zugluft besonders gefährlich und unbedingt zu vermeiden (nützlich: Halstuch oder Rollkragen tragen)!

Die Anwendungen

Armguss kalt 💧

Anregend, erfrischend, konzentrationssteigernd – und fast an jedem Wasserhahn möglich!

Besonders geeignet bei

- Abgeschlagenheit
- Abgespanntheit, Müdigkeit
- nervösem Herzjagen
- leichter Form der Herzschwäche (Herzinsuffizienz)
- niedrigem Blutdruck (Hypotonie) Schwindel

Vorsicht bei/nicht geeignet bei

- organischen Herzleiden wie Herzrhythmusstörungen, Durchblutungsstörungen des Herzens, Angina pectoris
- Asthma bronchiale
- Frieren, Frösteln

So wirkt die Anwendung

- kreislaufanregend
- erfrischend

Was Sie brauchen

- Gummischlauch: Länge 1,5 m, Durchmesser ¾ Zoll oder
- Gießhandstück (siehe Bezugsquellen)
- ca. 3 Minuten Zeit!

GÜSSE

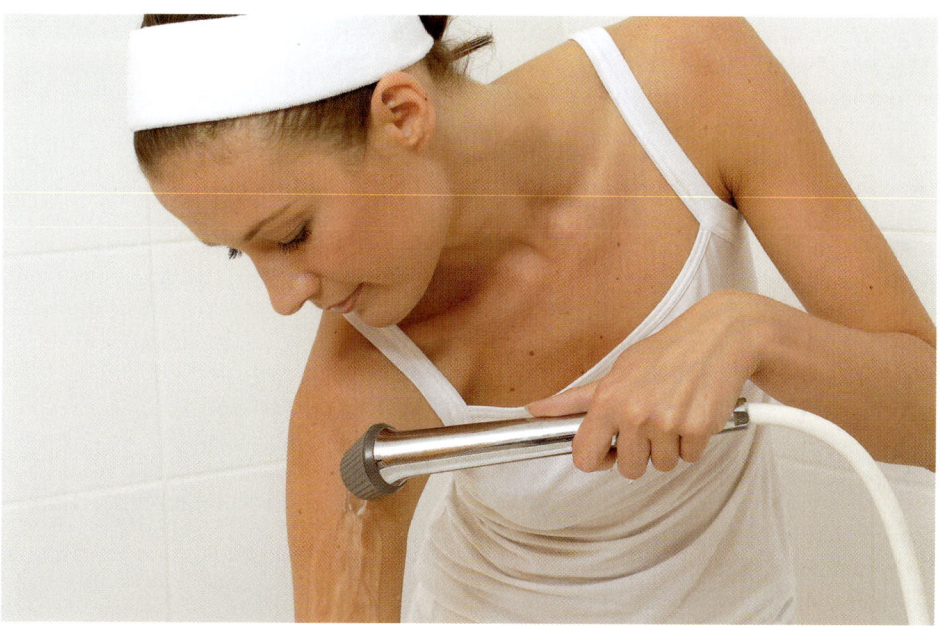

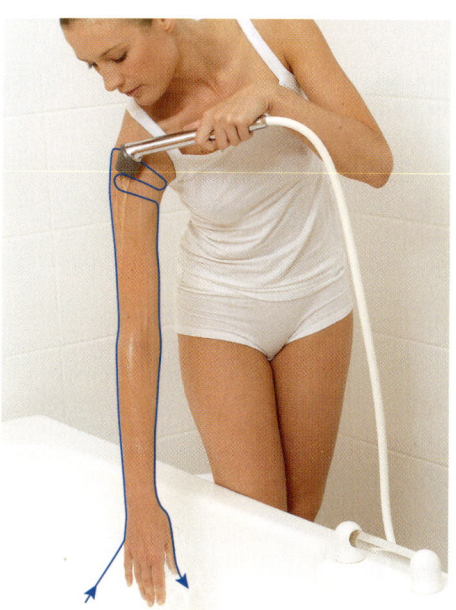

So wird's gemacht

Für den Guss beugen Sie sich am besten über die Badewanne. Das Wasser anschließend nur abstreifen (nicht abtrocknen!), anziehen, wieder erwärmen!

❶ **Rechter Arm**
- Außen aufwärts bis zur Schulter,
- kurz verweilen,
- innen abwärts.

❷ **Linker Arm**
- Außen aufwärts bis zur Schulter,
- kurz verweilen,
- innen abwärts.

❸ Einmal wiederholen.

DIE ANWENDUNGEN

Wechselarmguss 💧
Anregend und fast an jedem Wasserhahn möglich!

Besonders geeignet bei

- Abgeschlagenheit
- Abgespanntheit, Müdigkeit
- nervösem Herzjagen
- leichter Form der Herzschwäche
- niedrigem Blutdruck (Hypotonie)

Vorsicht bei/nicht geeignet bei

- organischen Herzkrankheiten wie Herzrhythmusstörungen, Durchblutungsstörungen des Herzens, Angina pectoris
- Asthma bronchiale
- Frieren, Frösteln

So wirkt die Anwendung

- kreislaufanregend
- erfrischend

Was Sie brauchen

- Gummischlauch: Länge 1,5 m, Durchmesser ¾ Zoll oder
- Gießhandstück (siehe Bezugsquellen)
- ca. 3 Min. Zeit!

So wird's gemacht

Für den Guss beugen Sie sich am besten über die Badewanne. Das Wasser anschließend nur abstreifen (nicht abtrocknen!), anziehen, wieder erwärmen!

❶ **Warmanteil (36–38°C)**
- **Rechter Arm**
  – Außen aufwärts bis zur Schulter,
  – verweilen, bis gute Durchwärmung eintritt,
  – innen abwärts.
- **Linker Arm**
  – Außen aufwärts bis zur Schulter,
  – verweilen, bis gute Durchwärmung eintritt,
  – innen abwärts.

❷ **Kaltanteil (bis 18°C)**
- **Rechter Arm**
  – Außen aufwärts bis zur Schulter,
  – kurz verweilen, innen abwärts.
- **Linker Arm**
  – Außen aufwärts bis zur Schulter,
  – kurz verweilen,
  – innen abwärts.
- Warm- und Kaltanteil einmal wiederholen.

GÜSSE

Gesichtsguss kalt

Der Gesichtsguss ist der »Schönheitsguss« in der Kneipp-Therapie.

Besonders geeignet bei

- Abgeschlagenheit, geistiger und körperlicher Ermüdung
- Kopfschmerzen, Migräne
- Herzstolpern, Herzjagen

Vorsicht bei/nicht geeignet bei

- Augenleiden (grauer und grüner Star)
- akuter Nebenhöhlenentzündung (Stirn-, Nasennebenhöhlen)
- Nervenentzündungen im Gesicht (z. B. Trigeminus-Neuralgie)

So wirkt die Anwendung

- erfrischend, anregend
- hautstraffend
- herzberuhigend

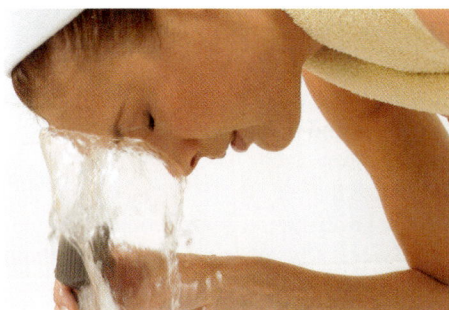

Was Sie brauchen

- Gummischlauch: Länge 1,5 m, Durchmesser ¾ Zoll oder
- Gießhandstück (siehe Bezugsquellen)
- Frotteetuch

So wird's gemacht

❶ Handtuch um den Hals legen, leicht nach vorne beugen;
❷ an der rechten Schläfe beginnend den Wasserstrahl über die Stirn zur linken Schläfe führen und wieder über die Stirn zurück zur rechten Gesichtshälfte,
❸ von dort die rechte Gesichtshälfte mit drei senkrechten Strichen begießen (mit dem Wasserstrahl senkrecht auf- und abfahren),
❹ dann in gleicher Weise die linke Gesichtshälfte mit drei senkrechten Strichen begießen,
❺ anschließend das Gesicht mit dem Wasserstrahl dreimal umkreisen.
❻ Nach dem Guss das Gesicht leicht abtupfen.
Der Gesichtsguss kann auch mehrmals täglich ausgeführt werden.

wichtig
Atmen Sie zwischendurch langsam durch den Mund ein und aus. Unterbrechen Sie dazu den Guss auch evtl.

DIE ANWENDUNGEN

Vollguss kalt 💧💧💧
Für kreislaufstabile Gesunde!

Besonders geeignet

- zur Abhärtung für kräftige Personen
- zur Abkühlung in der Sauna
- unterstützend bei Stoffwechselstörungen, besonders in Kombination mit Übergewicht, z. B. Gicht, Alters-Zuckerkrankheit (Diabetes mellitus Typ II), zu hohen Blutfettwerten

Vorsicht bei/nicht geeignet bei

- Gefäßverkalkung (Arteriosklerose)
- Kreislaufstörungen

So wirkt die Anwendung

- stoffwechselanregend
- kreislaufanregend
- atmungsanregend

Was Sie brauchen

- Gummischlauch: Länge mind. 1,5 m, Durchmesser ¾ Zoll oder
- Gießhandstück (siehe Bezugsquellen)
- Helfer

wichtig
Untrainierte dürfen nie mit dem Vollguss beginnen! Bauen Sie durch Teilanwendungen über mind. (!) eine Woche das Training langsam auf.

So wird's gemacht

Vor dem Guss Herz- und Stirngegend abkühlen! Wird der Vollguss zur Abkühlung nach der Sauna angewendet, unbedingt zügig, ohne Verweilen vorgehen!

Vereinfachte Linienführung zur Selbstbehandlung

❶ **Rechtes Bein**
- vom Fußrücken hinten außen am Bein aufwärts – bis über das Gesäß und dann nach vorne und an der Innenseite des Beines abwärts

❷ **Linkes Bein**
- vom Fußrücken hinten außen am Bein aufwärts – bis über das Gesäß und dann nach vorne und an der Innenseite des Beines abwärts

GÜSSE

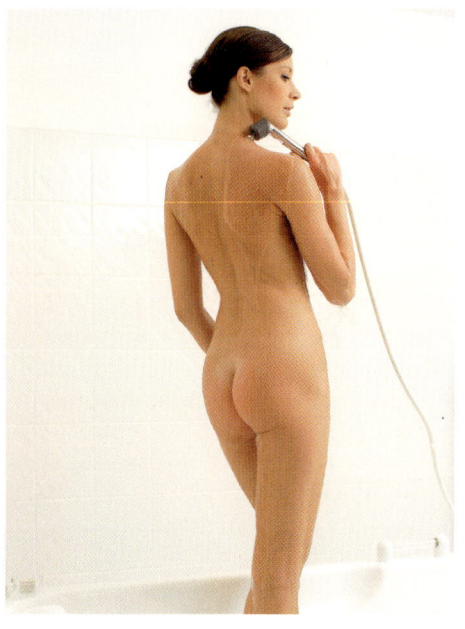
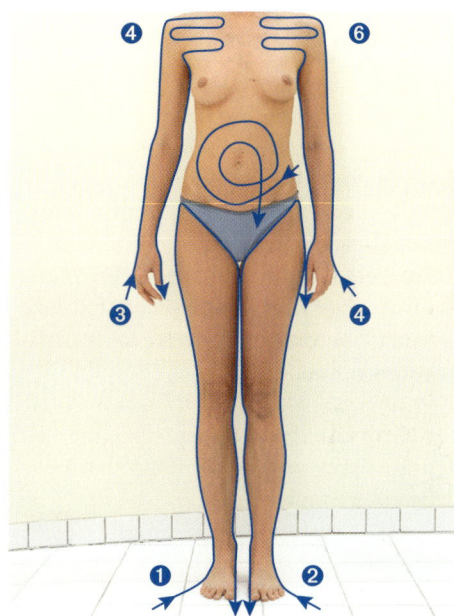

❸ Rechter Arm
- von der Hand außen aufwärts bis zur Schulter

❹ Rechte Schulter
- Das Wasser so über die Schulter fließen lassen, dass die rechte Körperhälfte hinten und vorne gleichmäßig von einem Wassermantel bedeckt wird, dann an der Innenseite des rechten Armes abwärts.

❺ Linker Arm
- von der Hand außen am Arm aufwärts bis zur Schulter

❻ Linke Schulter
- Das Wasser so über die Schulter fließen lassen, dass die linke Körperhälfte hinten und vorne gleichmäßig von einem Wassermantel bedeckt wird, dann an der Innenseite des linken Armes abwärts (zur Reizverstärkung kann die Begießung der rechten und linken Körperhälfte wiederholt werden).

❼ Bauch
- Den Bauch im Uhrzeigersinn kreisförmig begießen (Leibspirale) und dann auf der Innenseite des linken Beines abwärts.

❽ Fußsohlen
- umkreisend begießen

Die Anwendungen

Blitzgüsse

Was das Skalpell in der Chirurgie, ist der Blitzguss in der Hydrotherapie.
Blitzgüsse kombinieren den Temperaturreiz mit mechanischem Druck. Diese Anwendung darf nur nach langsamem Aufbau der Reizstärke – am besten im Rahmen einer Kneipp-Kur – und nur nach ärztlicher Verordnung durch Fachpersonal gegeben werden.

Die Blitzgüsse werden unterschieden nach Art und Form, wie Sie der folgenden Tabelle entnehmen können:

Besonders geeignet bei

- rheumatischen Muskel- und Gelenkleiden im nichtentzündlichen Stadium
- chronischer Ischialgie
- Muskelhartspann
- Menstruationsstörungen
- Funktionsstörungen des Magen-Darm-Traktes
- arteriellen Durchblutungsstörungen (ohne Ruheschmerz)

Blitzgüsse

Art	Form
Einfacher Blitzguss Heiß oder kalt, Temperatur bleibt während der Anwendung gleich.	Knie-, Schenkel-, Rückenvollblitz, Heißblitz Rücken
Wechselblitzguss Einmaliger Wechsel zwischen kalt und heiß.	Knie-, Schenkel-, Rückenvollblitz
Segment-Blitzguss Behandlung in Reflexzonen der Haut und der Muskulatur, denen bestimmte innere Organe zugeordnet sind (Head- und Mackenzie-Zonen), Temperatur ca. 44 °C.	Leber-, Galle-, Magen-, Zwölffingerdarmsegment, Raute (Beckenorgane)
Blitzguss-Massagebad Kombination aus warmem Dreiviertelbad mit Zusatz (5 Min.) und einem Segment-Blitzguss oder Rückenheißblitz in zweimaliger Ausführung (5-B-Regel: Bad – Blitz – Bad – Blitz – Bett).	

Vorsicht bei/nicht geeignet bei

- allen akuten Erkrankungen
- empfindlichen, nervösen Menschen
- akuten Entzündungen im Behandlungsstadium
- Venenentzündungen (Phlebitis) und großen Krampfadern (Varikosis)
- Bindegewebsschwäche
- Blutungsneigung
- Herz-Kreislauf-Erkrankungen

So wirkt die Anwendung

- stoffwechselanregend
- vorbeugend gegen Erkältungen
- massageähnlich
- reflektorisch auf die Haut und die inneren Organe

So wird's gemacht

Die Anwendung ist als Wechsel-, Heiß- oder Kaltguss möglich.
- Verabreichung aus 3–4 m Entfernung
- Dabei die Strahlstärke so wählen, dass der Strahl waagerecht verläuft.
- Druckstärke des Wasserstrahls kann mit Fingerkuppe variiert werden.
- Exakte Linienführung beachten,
- empfindliche Körperpartien nur abgeschwächt behandeln;
- anschließend Nachruhe (ca. 45–60 Min.)

Was Sie brauchen

- Gummischlauch: Länge mind. 1,5 m, Durchmesser ¾ Zoll mit Spezialdüse (Durchmesser: 4 mm)
- Therapeuten
- etwa 1 Std. Zeit (wegen der Nachruhe)

Reizstärken

- Knieblitz 💧–💧💧
- Schenkelblitz 💧💧
- Rückenblitz 💧💧💧
- Vollblitz 💧💧💧
- Blitzguss-Massagebad 💧💧💧

wichtig
Der Vollblitz ist nichts für Jedermann, sondern nur für Gesunde und kaum als häusliche Anwendung geeignet. Keinesfalls ohne ärztliche Verordnung anwenden!

Wickel

Die heilsamen Wirkungen der Wickel sind altbekannt. Sie sind nicht nur therapeutisch hochwirksam, sondern erfreuen sich auch als Wellnessbehandlung großer Beliebtheit. Nicht nur bei der häuslichen Anwendung sind Sie mit dieser Technik richtig gewickelt.

Richtig gewickelt

Wie jeder Wickel seinen eigenen Namen trägt, so hat er auch seine eigene Wirkung. Und wie die Wickel ganz verschieden voneinander sind, so sind auch die Wirkungen verschieden. Doch darin stimmen alle überein, dass sie auflösen, die kranken Stoffe selber aufnehmen, ausleiten und so die Natur verbessern.

(Sebastian Kneipp)

Wickel eignen sich hervorragend zur häuslichen Anwendung von leichten Befindlichkeitsstörungen bis hin zur Behandlung schwerer und chronischer Krankheiten.

Bei der Wickelbehandlung werden der gesamte Körper (Ganzpackung) oder Körperteile wie Rumpf, Extremitäten (Teilwickel) mit drei verschiedenen Tüchern eingehüllt:
- Unmittelbar auf die Haut kommt das feuchte Innentuch aus grobem Leinen,
- darüber (an den Kanten jeweils 4 cm breiter) das trockene Zwischentuch aus Baumwolle
- und abschließend (an den Kanten jeweils 2 cm schmaler als das Zwischentuch) das trockene Außentuch aus Wolle oder Flanell.

Unter dem Oberbegriff »Wickel« werden verschiedene Anwendungen zusammengefasst. Dies sind im Einzelnen:

Wickel oder Umschläge. Körperteile (Rumpf, Gelenke, Schenkel, Hals etc.) werden in ihrem Umfang umwickelt. Je nach der behandelten Körperregion bzw. dem Körperteil werden Wickel als Hals-, Brust-, Leib- (= Lendenwickel), Rumpf- (= Kurzwickel), Arm-, Bein-, Hand-, Waden-, Knie- und Fußwickel bezeichnet.

Auflagen oder Aufschläger. Sie umfassen nicht den ganzen Körperteil, sondern liegen nur einseitig oder teilweise auf (z. B. Oberaufschläger, Unteraufschläger, Heusack, Lehm-, Quarkauflagen, Leinsamen-, Bockshornklee-Auflagen).

Kompressen. Sie entsprechen den Auflagen. Es werden aber nur kleine Körperteile bedeckt (z. B. kalte Herzkompresse, Dampfkompresse).

Packungen. Das sind Wickel, bei denen mehr als die Hälfte des Körpers eingepackt wird (Dreiviertelpackung, Ganzpackung, nasses Hemd, Spanischer Mantel).

▶ Wickel sind eine vielschichtige Angelegenheit.

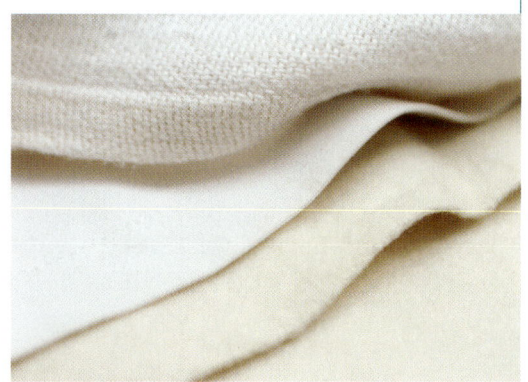

Wie wirken Wickel?

Kalte Wickel

Kalte Wickel entziehen sofort Wärme und bewirken im vegetativen Nervensystem eine Steigerung des sog. Sympathikotonus (Sympathikus = Leistungsnerv, Aktivitätsnerv) mit Gefäßverengung, mäßigem Blutdruckanstieg und Stoffwechselanregung sowie einer Vertiefung und Beschleunigung der Atmung. Diese Wirkungen gehen nach etwa 5 Min. durch abklingenden Wärmeentzug und zunehmende Gegenreaktion des Körpers (Wärmeproduktion) in einen erhöhten sog. Vagotonus (Vagus = Ruhenerv, Erholungsnerv) über.

Die Muskulatur des Bewegungsapparates (z. B. im Hals- und Lendenwirbelbereich, Schulter-, Hüftgelenk) und der inneren Organe (z. B. Gallenblase, Harnleiter, Harnblase) entspannt sich; damit tritt auch eine Schmerzlinderung ein.

Die Wirkung des kalt angelegten Wickels – wärmeentziehend oder -zuführend (bis schweißtreibend) – hängt also ganz von seiner Liegedauer ab. Kommt es bei einem kalten Wickel, der zum Ziel der Wärmeentwicklung angelegt wurde,

> **EXPERTEN-RAT**
>
> **Desinfektion bei Infektionskrankheiten**
>
> Nach Gebrauch (vor allem bei der Behandlung von Infektionskrankheiten) das Wickelinnen- und -zwischentuch gut ausspülen, anschließend auskochen, ggf. unter Zusatz einer desinfizierenden Lösung (z. B. Sagrotan, Impresan). Das abschließende Woll-/Flanelltuch ist bewusst kleiner, damit es die Haut nicht berührt, denn Wolle lässt sich schlecht desinfizieren.

Die Anwendungen

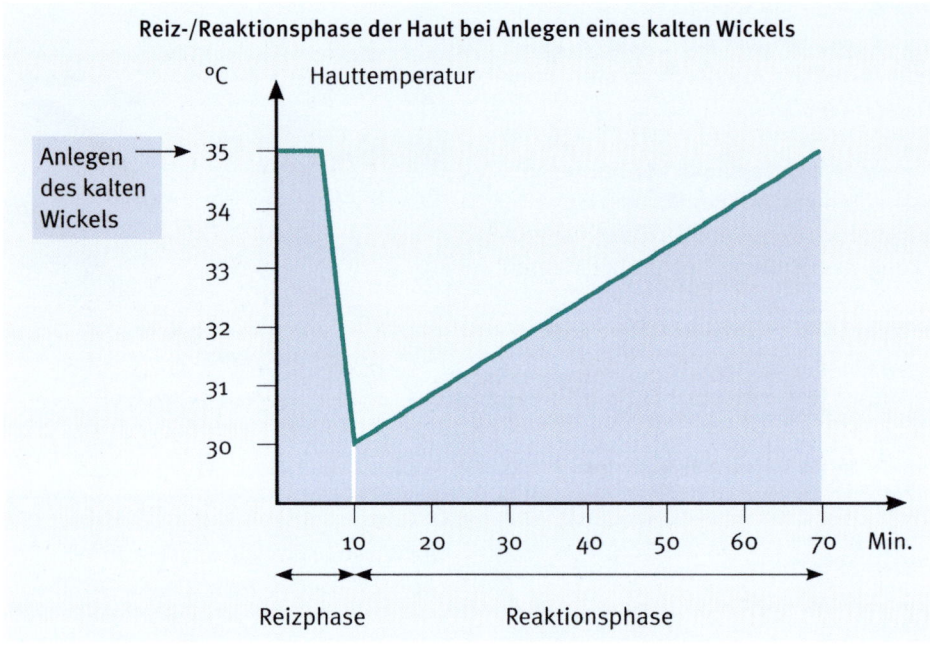

▶ Reiz-/Reaktionsphase der Haut bei Anlegen eines kalten Wickels

nicht zu dieser Reaktion, muss Wärme von außen zugeführt werden (Wärmflasche, warme Getränke). Wenn auch das nicht hilft, muss der Wickel abgenommen werden.

Heiße Wickel

Heiße Wickel führen passiv Wärme zu. Sie wirken entkrampfend und durchblutungsfördernd. Die eintretende Gefäßerweiterung zieht eine Blutdrucksenkung und somit eine Entlastung des Herz-Kreislauf-Systems nach sich.

Die Wirkungsweise kalter Wickel

Reizphase	Reaktionsphase
Der Wickel ist kalt.	Der Wickel nimmt Wärme auf.
Der Körper kühlt ab.	Der Körper produziert Wärme.
Die Gefäße verengen sich.	Die Gefäße (Arterien) erweitern sich.
Das vegetative Nervensystem empfängt einen Stressreiz (Sympathikus überwiegt).	Das vegetative Nervensystem kommt in die Erholungsphase (Vagus überwiegt).

Wickel

Wickel auf einen Blick

Wirkung	Liegedauer	Zusatz	Anlegetemperatur
Wärmeentzug - bei lokalen Entzündungen (z. B. der Beinvenen), Fieber	bis der Wickel nicht mehr als kalt empfunden wird; evtl. mehrmals wiederholen	- kaltes Wasser - Quark - Lehm	mind. 5–10 °C unter Körpertemperatur, dann immer kälter (bis 12 °C)
Wärmeproduktion/-stau - bei Verkrampfung der glatten Muskulatur innerer Organe und Gefäße (Anregung der Verdauung und des Stoffwechsels) - durchblutungsfördernd	45–75 Min. (bzw. bis gute Durchwärmung eingetreten ist)	- Salz - Essig - Retterspitz - Kräuterabkochungen	je nach Indikation: - kalt (reaktive Wiedererwärmung) - bzw. warm/heiß
schweißtreibend - bei Stoffwechselstörungen (Adipositas, Gicht) - zur Entschlackung	bis zum Schweißausbruch + 30 Min. (insgesamt ca. 2–2,5 Stunden)	- Salz - Essig	je nach Indikation: - kalt (bevorzugt) - bzw. warm/heiß

Wickelzusätze

Zusatz	So wird's gemacht	Wirkung	Anwendungsbereiche (Indikationen)
für kalte Wickel			
Essigwasser	1 Teil Obstessig und mind. 3 Teile Wasser mischen und das Wickeltuch eintauchen	reaktionsverstärkend	Fieber, zur Stabilisierung des Säureschutzmantels der Haut
Lehmwasser	ca. 3 Hand voll Lehmpulver in Wasser aufschwemmen, bis ein dickflüssiger Brei entsteht	entzündungshemmend	Venenentzündung, Lymphknotenentzündun, Ekzem, Schuppenflechte (Psoriasis vulgaris), Juckreiz

Die Anwendungen

Zusatz	So wird's gemacht	Wirkung	Anwendungsbereiche (Indikationen)
Quark	1 cm dick auf das Innentuch streichen (zimmerkalt oder kälter)	kühlend entzündungshemmend hautpflegend	Halsentzündung, Schwellungen (nach Verletzung, bei Entzündung)
für warme Wickel			
Heublumen	ca. 2 Handvoll Heublumen in ca. 4 Liter Wasser 10 Min. kochen, Wickeltuch damit tränken	durchblutungssteigernd	Schmerzen bei nicht aktiver Arthrose und nicht akut entzündlichem Rheumatismus Blasenentzündung Bronchitis
Haferstroh	ca. 2 Handvoll Haferstroh in ca. 4 Liter Wasser 30 Min. kochen, Wickeltuch damit tränken	entzündungshemmend	Hautentzündung Blasenentzündung
Kamille	ca. 2 Handvoll Kamillenblüten in ca. 4 Liter Wasser 5–10 Min. kochen, Wickeltuch damit tränken	entzündungshemmend die glatte Muskulatur entkrampfend	Entzündungen Eiterungen
Eichenrinde	ca. 1 Handvoll Eichenrinde in ca. 4 Liter Wasser 30 Min. kochen, Wickeltuch damit tränken (Achtung: Verfärbungen möglich!)	entzündungswidrig, adstringierend	oberflächliche, v. a. nässende Entzündungen Hämorrhoiden
Zinnkraut (Schachtelhalm)	ca. 3 Handvoll Zinnkraut in ca. 4 Liter Wasser 10 Min. kochen, Wickeltuch damit tränken	wundheilend	entzündliche und juckende Hautleiden Hämorrhoiden Wundbehandlung

Zusatz	So wird's gemacht	Wirkung	Anwendungsbereiche (Indikationen)
Thymian	ca. 1 Handvoll 5 Min. in ca. 3 Liter Wasser kochen, Wickeltuch damit tränken	atmungsvertiefend bronchialerweiternd schleimlösend	Bronchitis Erkältung
Kochsalz	ca. 4 Esslöffel Kochsalz mit ca. 4 Liter heißem Wasser auflösen, Wickeltuch damit tränken	hautreizend über nervale Verbindungen auch die inneren Organe anregend	Bronchitis

Wadenwickel kalt

Besonders geeignet bei

Kurz liegend (ca. 5 Minuten, keine Wiedererwärmung)
- genereller Überhitzung: Fieber, »Hitzschlag«
- örtlichen Entzündungen: Venenentzündung, Blutergüssen, Prellungen
- Überanstrengung nach langem Stehen und Gehen

Besonders geeignet bei

Länger liegend (ca. 15–20 Minuten, mit Wiedererwärmung)
- hohem Blutdruck
- Einschlafstörungen
- nervöser Übererregbarkeit

Vorsicht bei/nicht geeignet bei

- akuten Harnwegsinfekten
- Ischiasnervenreizung
- beginnender Erkältung und ansteigendem Fieber (Patient fröstelt)
- Frieren, Frösteln

So wirkt die Anwendung

Kurz liegend
- wärmeentziehend
- entzündungshemmend
- gewebestraffend
- schmerzlindernd

Länger liegend
- schlaffördernd
- vegetativ stabilisierend
- blutdrucksenkend
- herzentlastend
- beruhigend

Was Sie brauchen

- 1 Leintuch (30 × 70 cm)
- 1 Baumwolltuch (34 × 70 cm)
- 1 Wolltuch (32 × 70 cm)
- evtl. Zusätze (Seite 115)

WICKEL

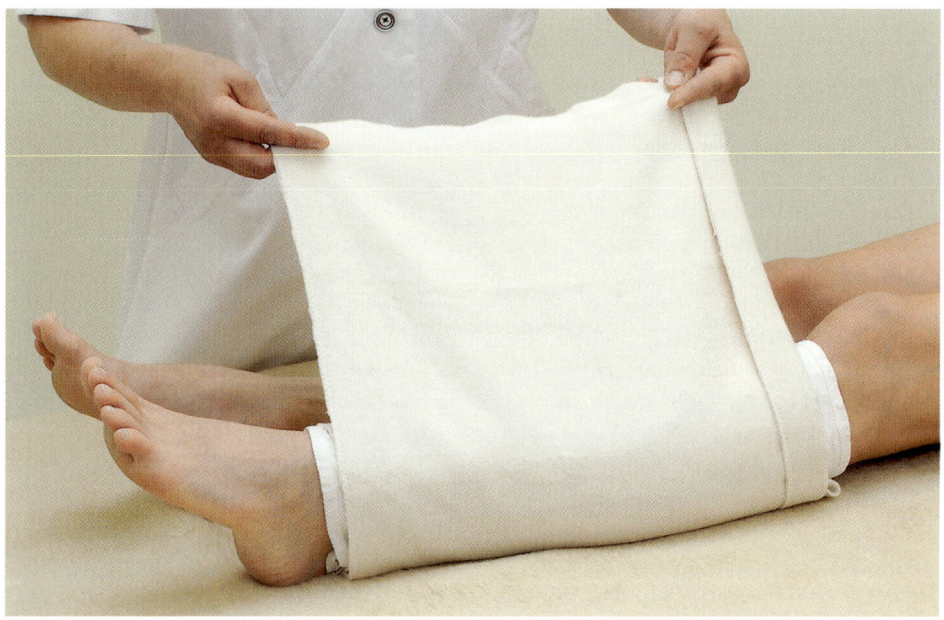

So wird's gemacht

Kleiner Aufwand, großer Effekt. Der kalte Wadenwickel ist nicht umsonst ein altes, leicht anzuwendendes Hausmittel. – Der kurz liegende Wickel wird zur Wirkungssteigerung mehrfach hintereinander angewendet.

❶ Leintuch in kaltes Wasser tauchen, leicht auswringen.
❷ Tücher faltenlos straff um den Unterschenkel wickeln:
   – auf der Haut: Leintuch
   – darüber: Baumwolltuch
   – darüber: Wolltuch
❸ Gut zudecken und ruhen.

Liegedauer
ca. 15–20 Minuten (lang wirkend)

Der kurz wirkende Wadenwickel (ca. 5 Minuten) dient der Fiebersenkung, Abschwellung und Schmerzlinderung. Nehmen Sie den Wickel spätestens ab, wenn er nicht mehr als kalt empfunden wird. Übrigens: Fieber ist keine Krankheit, sondern eine für die körperliche Abwehrfunktion nützliche Leistung!

DIE ANWENDUNGEN

Lendenwickel kalt 💧💧

Besonders geeignet bei

- chronischer Stuhlverstopfung
- Magen- und Zwölffingerdarmgeschwüren
- Magenschleimhautentzündung
- Bauchkrämpfen (Ursachen sollten Sie unbedingt abklären lassen!)
- Entzündungen der Gallenwege und der Bauchspeicheldrüse
- Bluthochdruck, Einschlafstörungen

Vorsicht bei/nicht geeignet bei

- Harnwegsinfektionen
- während der Menstruation

So wirkt die Anwendung

- entkrampfend im Bauchraum
- verdauungsfördernd
- die Verdauungsorgane (Galle, Bauchspeicheldrüse) normalisierend
- schlaffördernd
- entspannend
- blutdrucksenkend (ca. 20 mmHg)
- schmerzlindernd

Was Sie brauchen

- 1 Leintuch nass (40 × 190 cm)
- 1 Baumwolltuch (50 × 190 cm)
- 1 Wolltuch (45 × 190 cm)
- mind. 45 Minuten Zeit

WICKEL

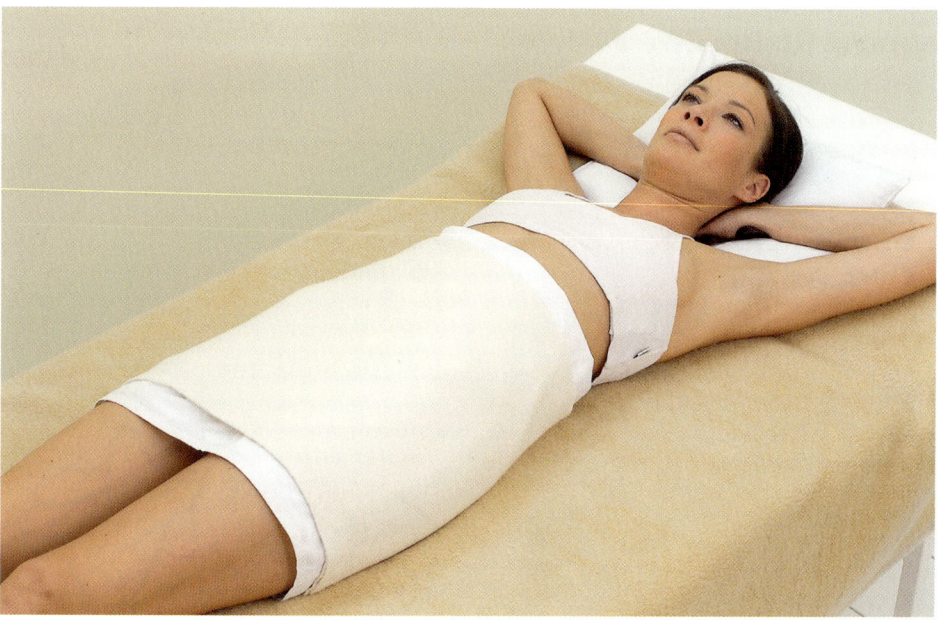

So wird's gemacht

Besonders bei großen Wickeln wie dem Lendenwickel darauf achten, dass sich keine Luftkammern bilden (ungleichmäßige Erwärmung bzw. ungünstige punktuelle Abkühlung) und der Wickel dicht am Körper anliegt.

Der Wickel darf bei fachgerechtem Anlegen und richtiger Reaktion nach 10 Minuten nicht mehr als kalt empfunden werden. Falls er immer noch kalt erscheint, sollten Sie Wärme zuführen (Wärmflasche, warme Getränke). Hilft auch das nicht, nehmen Sie den Wickel ab.

❶ Tücher faltenlos straff um den Leib wickeln:
  – auf der Haut: Leintuch,
  – darüber: Baumwolltuch,
  – darüber: Wolltuch.
❷ Platzierung: Rippenbogen bis Mitte Oberschenkel,
❸ gut zudecken;
❹ Nachruhe ist günstig.

Liegedauer
ca. 45–75 Minuten

Die Anwendungen

Nasse Strümpfe

Besonders geeignet bei

- Einschlafstörungen
- Krampfadern, Venenleiden

Vorsicht bei/nicht geeignet bei

- akuten Harnwegsinfekten
- Frieren, Frösteln
- während der Menstruation

So wirkt die Anwendung

- schlaffördernd
- venentonisierend
- beruhigend

Was Sie brauchen

- 1 Paar Leinenstrümpfe (spezielle Kneipp-Strümpfe fertig käuflich oder selbstgestrickt nach Anleitung auf Seite 153)
- 1 Paar lange Wollstrümpfe
- evtl. Unterlage fürs Bett

Mögliche Zusätze
- Quark (bei örtlichen Entzündungen, hautpflegend)
- Lehmwasser/Lehm
- Retterspitz (mit Arnika u. a.)

So wird's gemacht

❶ Leinenstrümpfe in kaltes Wasser tauchen, ausdrücken, anziehen, glattstreichen
❷ Wollstrümpfe darüber ziehen

Liegedauer
Als Einschlafhilfe: solange sie als angenehm empfunden werden (evtl. auch die ganze Nacht). Bei Krampfader-Beschwerden oder gestauten Beinen Strümpfe abnehmen, bevor sie sich erwärmen.

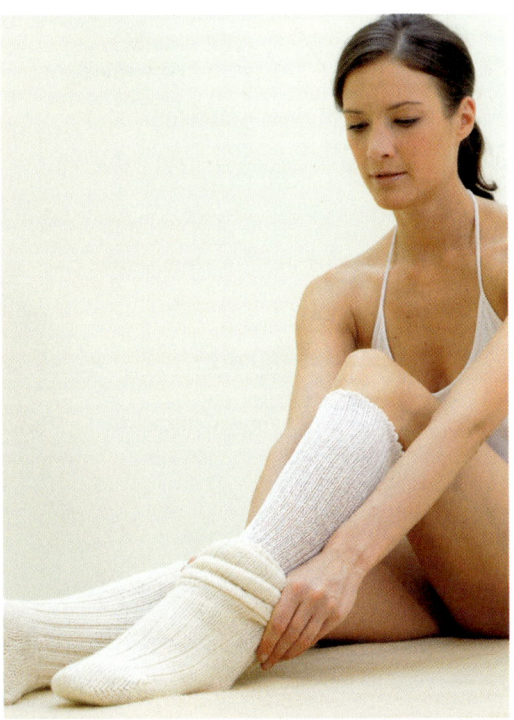

Brustwickel heiß

Besonders geeignet bei

- chronischer Bronchitis
- beginnender akuter Bronchitis
- schmerzhaftem Husten

Vorsicht bei/nicht geeignet bei

- Fieber

So wirkt die Anwendung

- die Bronchien entkrampfend
- schleimlösend, auswurffördernd

Was Sie brauchen

- 1 Leintuch nass (40 × 190 cm)
- 1 Baumwolltuch (48 × 190 cm)
- 1 Wolltuch (44 × 190 cm)

Mögliche Zusätze
- Sinnvoll ist es, zusätzlich Brust und Rücken mit einer Zubereitung aus ätherischen Ölen einzureiben und dann den feucht-heißen Wickel anzulegen.
- Als Kräuterabsud ist Thymian geeignet (vertieft die Atmung, entspannt die Bronchien, steigert die Durchblutung). Geben Sie zur Reizverstärkung noch Kochsalz zum Kräuterabsud hinzu.

So wird's gemacht

❶ Tücher faltenlos und straff um die Brust wickeln:
 - auf der Haut: Leintuch, in heißes Wasser getaucht und ausgewrungen,
 - darüber: Baumwolltuch,
 - darüber: Wolltuch.

❷ Platzierung:
 - Achselhöhle bis eine Handbreit unter dem Rippenbogen.

Liegedauer
Solange der Wickel als warm empfunden wird (ca. 30 Min.).

DIE ANWENDUNGEN

Brustwickel kalt 💧💧

Besonders geeignet bei

- akuter Bronchitis
- Lungen-, Rippenfellentzündung (Absprache mit dem Arzt!)
- Der kalte Brustwickel ist als Unterstützung zur Medikamentenbehandlung geeignet; die Wärmeentwicklung ist das Behandlungsziel.

Vorsicht bei/nicht geeignet bei

- Frieren, Frösteln
- sehr geschwächten Patienten

So wirkt die Anwendung

- entzündungshemmend
- durch reaktive Wiedererwärmung Durchblutungssteigerung im Brustraum
- Sekretverdünnung in den Atemwegen
- erleichtertes Abhusten
- fiebersenkend
- schmerzlindernd

Was Sie brauchen

- 1 Leintuch nass (40 × 190 cm)
- 1 Baumwolltuch (48 × 190 cm)
- 1 Wolltuch (44 × 190 cm)

Wickel

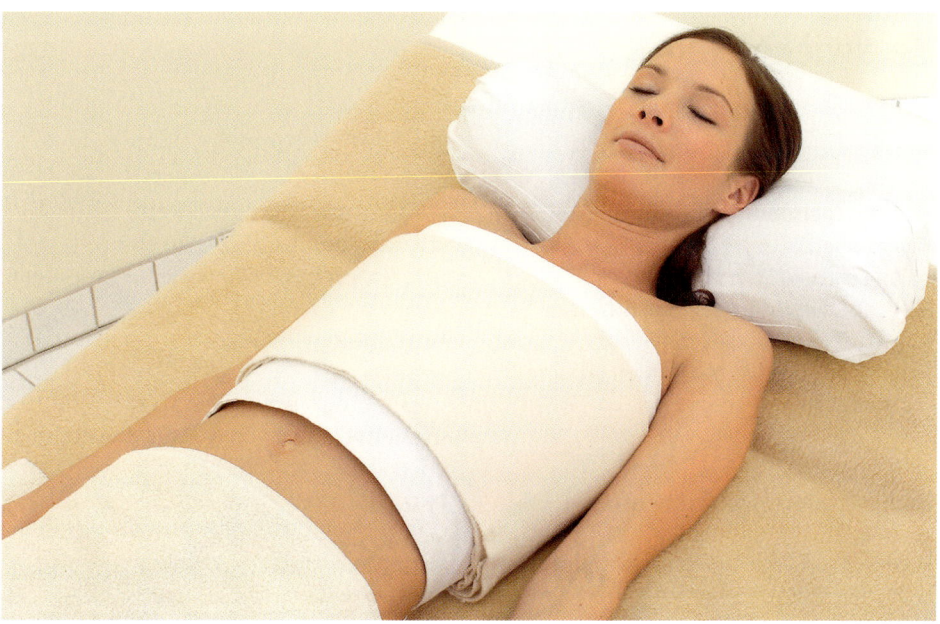

So wird's gemacht

❶ Tücher faltenlos und straff um die Brust wickeln:
- auf der Haut: Leintuch, in kaltes Wasser getaucht und ausgewrungen,
- darüber: Baumwolltuch,
- darüber: Wolltuch.

❷ Platzierung:
- Achselhöhle bis eine Handbreit unter dem Rippenbogen.

Liegedauer
Bis eine gute Durchwärmung eingetreten ist (ca. 45–75 Minuten).

Halswickel kalt 💧

Besonders geeignet bei

- akuter Halsentzündung (Angina, Kehlkopfentzündung) (hier hat sich ein Quarkzusatz sehr bewährt)
- leichter Schilddrüsenüberfunktion
- Entzündungen im Nasen-Rachen-Raum, auch der Nasennebenhöhlen (akut und chronisch)

Vorsicht bei/nicht geeignet bei

- aufkommenden Erkältungskrankheiten
- ansteigendem Fieber (bei Wärmebedürfnis)

So wirkt die Anwendung

- wärmeentziehend
- entzündungshemmend
- schmerzlindernd
- abschwellend

Was Sie brauchen

- 1 Leintuch nass (10 × 70 cm)
- 1 Baumwolltuch (15 × 70 cm)
- 1 Wolltuch (12 × 70 cm)

Mögliche Zusätze
- Quark

Bei Verwendung von Quark bewährt sich eine dünne Mullschicht zwischen Quark und Leintuch, die mit dem gebrauchten Quark weggeworfen werden kann. Vorsicht: Quark nicht ans Wolltuch bringen – es verfilzt sonst.

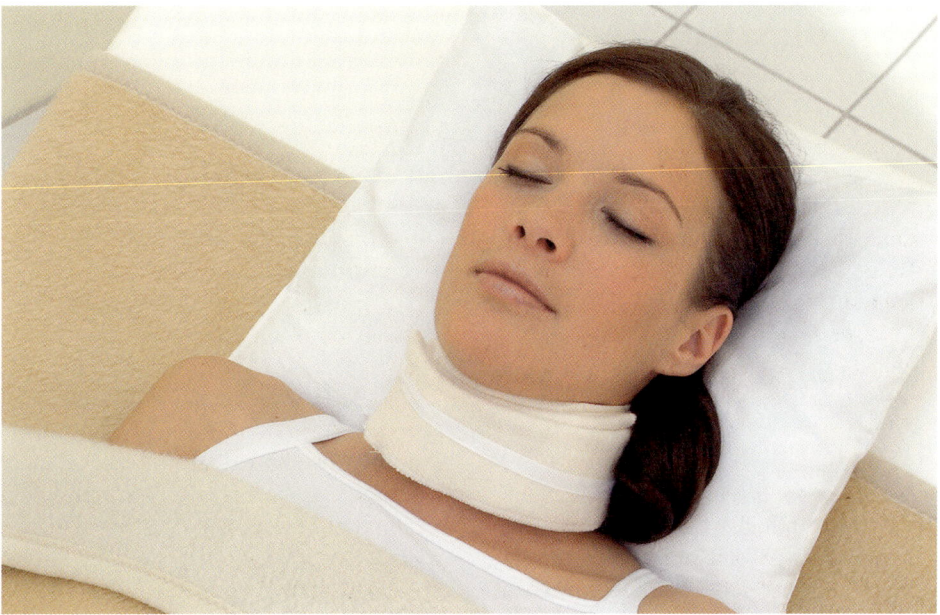

So wird's gemacht

❶ Tücher faltenlos um den Hals wickeln:
  - auf der Haut: Leintuch, in kaltes Wasser getaucht und leicht ausgewrungen (ggf. messerrückendick mit Quark bestreichen),
  - darüber: Baumwolltuch,
  - darüber: Wolltuch.

❷ Bettruhe während der Anwendung (auch wenn kein Fieber besteht!)

Liegedauer
- Bei akuten Prozessen abnehmen, wenn der Wickel nicht mehr als kalt empfunden wird.
- Wiederholen oder zweimal täglich (morgens und abends) anlegen.
- Bei chronischen Erkrankungen mehrere Wochen lang abends anlegen und über Nacht liegen lassen.

wichtig
Bei Schmerzzunahme während der Behandlung sollten Sie den Wickel sofort abnehmen.

Packungen

Jetzt kommt es auf die (Ver-)Packung an ... Mit Packungen bringen Sie gezielt und intensiv Wärme oder Kälte an verspannte Muskelpartien oder – über Reflexwege – ins Körperinnere. Diese Möglichkeit, tiefgreifender Einfluss zu nehmen, lohnt den etwas höheren Aufwand!

Heublumensack allgemein

Besonders geeignet bei

- nichtentzündlicher Verspannung von Muskulatur (Hartspann) und Hohlorganen (z.B. Koliken der Gallenblase/-wege, im Magen-Darm-Bereich)
- Verschleißerscheinungen (degenerativen Erkrankungen) von Wirbelsäule und Gelenken im nichtentzündlichen Stadium
- akuter und chronischer Bronchitis (auf Brust oder Rücken legen)

Vorsicht bei/nicht geeignet bei

- Herz- und Kreislaufschwäche
- Entzündungen im Behandlungsgebiet

So wirkt die Anwendung

Örtlich sowie in der Tiefe, auch reflektorisch auf die darunter liegenden Organe:
- entkrampfend/entspannend
- durchblutungsfördernd
- stoffwechselanregend
- beruhigend
- schmerzlindernd

Was Sie brauchen

- 1 Leinensack (30 × 50 cm)
- Heublumen oder Fertig-Heusack (Heublumen sind die Pflanzenteile, die auf dem Boden eines Heustocks zurückbleiben; je nach Herkunft sind sie unterschiedlich zusammengesetzt.)
- Gummi- oder Plastiktuch als Nässeschutz

wichtig
Vorsicht Verbrennungsgefahr! Verbrennungsgefahr besteht vor allem bei zu hoher Dampfsättigung (wenn der Heusack zu feucht ist).

So wird's gemacht

❶ Heusack zu ⅔ mit Heublumen füllen, verschließen (zubinden, zunähen, ggf. Plastikreißverschluss, Plastikdruckknöpfe, Klettverschluss).
❷ Heusack unter fließendem Wasser anfeuchten,
❸ in einen Kochtopf auf einen Siebeinsatz legen (zuvor unter den Siebeinsatz Wasser füllen), ca. 20 Min. dämpfen.
❹ Nach Entnahme (Gabel, Isolierhandschuhe) aufschütteln und Inhalt gleichmäßig verteilen.
❺ Vorsichtig (Verbrennungsgefahr!) anlegen und dann befestigen, um frühzeitiges Abkühlen zu vermeiden,
❻ ggf. Gummi- oder Plastiktuch als Nässeschutz unterlegen.

Liegedauer
Erst abnehmen, wenn der Heusack nicht mehr warm ist (ca. 45–60 Minuten). Anschließend noch ca. ½ Stunde Bettruhe.

Variante: Heusack mit Wärmeträger

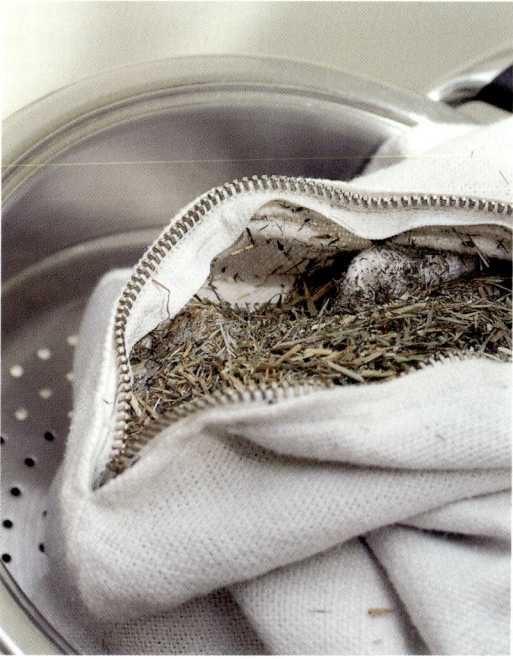

Eine Variante des Heusacks ist die Anwendung mit Wärmeträger, die das umständliche Dämpfen entbehrlich macht. Hierzu benötigt man eine Moorpackung (Größe des Heusacks, Dicke 2–3 cm, erhältlich in Apotheken oder Versandhandel, Adressen siehe Anhang) und einen Heusack. Die fest in Kunststoff eingeschweißte Moorpackung wird im Wasserbad auf 65°C erhitzt. Der Heusack wird angefeuchtet (zimmerwarm), einige Stunden »ziehen« gelassen und auf die zu behandelnde Stelle gelegt, die erhitzte Moorpackung darüber; beides evtl. mit einem Tuch oder Schal fixieren. Moor hat den Vorteil, Wärme sehr lange zu halten und gleichmäßig abzugeben.

DIE ANWENDUNGEN

Heublumensack im Nacken 💧💧 bis 💧💧💧

Besonders geeignet bei

- Verspannungen der Halswirbelsäule (HWS-Syndrom) und damit verbundene Beschwerden (z. B. Kopfschmerzen)
- Mitbehandlung bei Tennisarm

Vorsicht bei/nicht geeignet bei

- Nervenentzündungen
- Hautentzündung im Behandlungsgebiet

So wirkt die Anwendung

- entkrampfend/entspannend
- durchblutungsfördernd
- beruhigend
- schmerzlindernd
- stoffwechselanregend

Was Sie brauchen

- Heublumensack (siehe dort)
- Schlafanzughose o. Ä. zum Befestigen
- Gummi- oder Plastiktuch kann als Nässeschutz dienen

wichtig
Vorsicht Verbrennungsgefahr! Verbrennungsgefahr besteht vor allem bei zu hoher Dampfsättigung (wenn der Heusack zu feucht ist).

Packungen

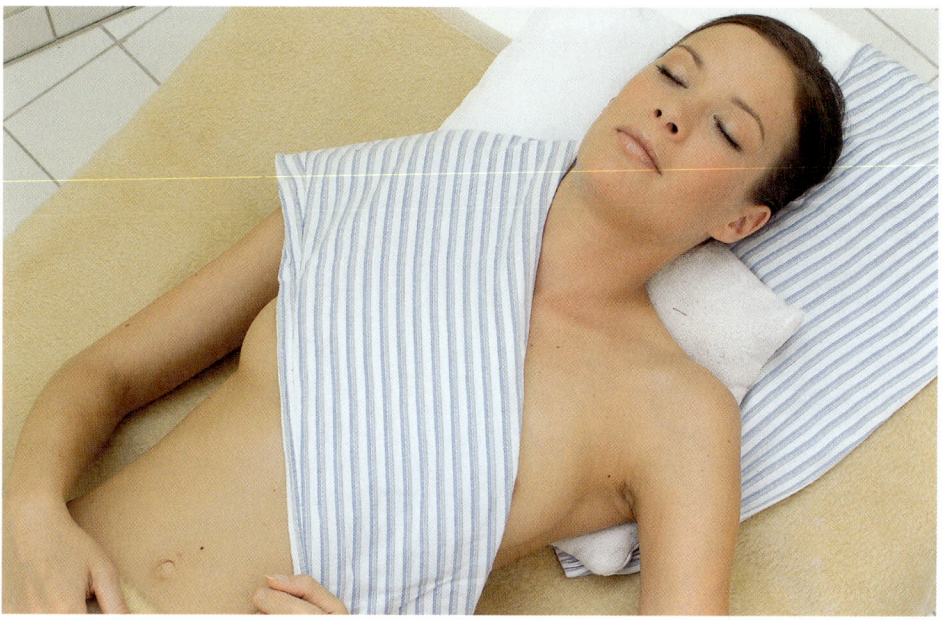

So wird's gemacht

❶ Den vorbereiteten Heublumensack vorsichtig im Nacken anlegen (siehe Abbildung), ggf. Gummi- oder Plastiktuch als Nässeschutz unterlegen.

❷ Die Hosenbeine der Schlafanzughose über der Brust kreuzen und seitlich unter dem Rumpf feststecken.

Liegedauer

Abnehmen, wenn der Heusack nicht mehr warm ist.

Heublumensack am Rücken

Besonders geeignet bei

- von der Lendenwirbelsäule ausgehenden Beschwerden
- Arthrose im Hüftgelenk (Coxarthrose)
- Muskelverspannungen

Vorsicht bei/nicht geeignet bei

- akuter Ischiasnervenreizung (»Hexenschuss«)

So wirkt die Anwendung

- entkrampfend/entspannend
- durchblutungsfördernd
- beruhigend
- schmerzstillend
- stoffwechselanregend

Was Sie brauchen

- 1 Heublumensack (siehe dort)
- 1 Baumwolltuch (50 × 190 cm)
- 1 Wolltuch (45 × 190 cm)

wichtig
Vorsicht Verbrennungsgefahr! Verbrennungsgefahr besteht vor allem bei zu hoher Dampfsättigung (wenn der Heusack zu feucht ist).

Packungen

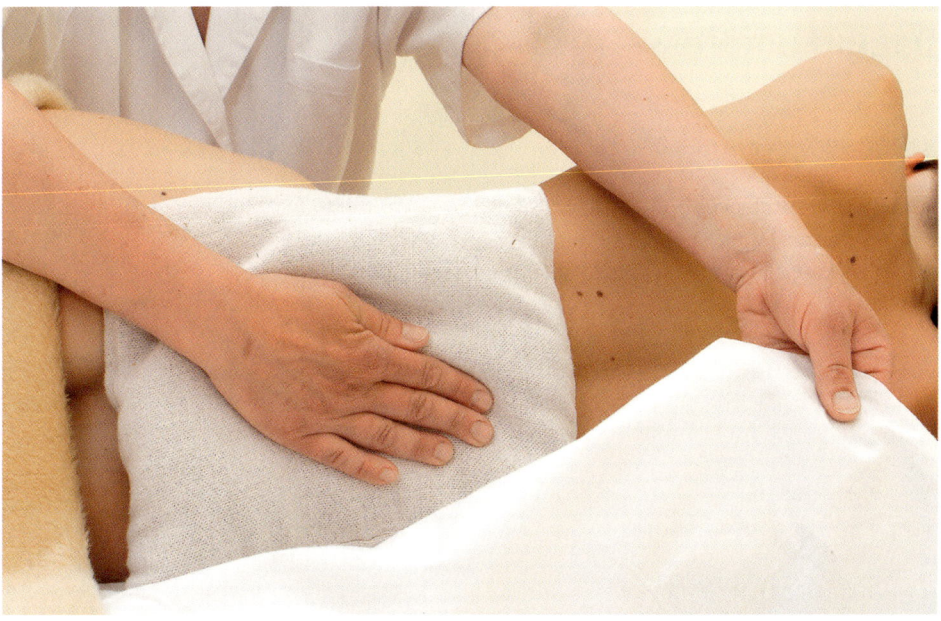

So wird's gemacht

Eine kleine Hilfestellung: Hochlagern der Beine auf einer Stufe entlastet die Wirbelsäule zusätzlich.
❶ Anlegen des Heusackes in Seitenlage (siehe Abbildung), dann
❷ mit den Tüchern befestigen:
 - Zunächst Baumwolltuch straff und faltenlos um den Leib wickeln,
 - darüber das Wolltuch.
❸ Zurückdrehen in Rückenlage (ggf. auch in Seitenlage bleiben).

Liegedauer
Abnehmen, wenn der Heusack nicht mehr warm ist.

Dampfkompresse

Besonders geeignet bei

- Verspannung der Wirbelsäulenmuskulatur (bes. Hals- und Lendenbereich)
- Bauchkrämpfen

Vorsicht bei/nicht geeignet bei

- Entzündungen im behandelten Gebiet

So wirkt die Anwendung

- entkrampfend/entspannend
- durchblutungsfördernd
- stoffwechselanregend
- beruhigend
- schmerzstillend

Was Sie brauchen

- 1 Leintuch, 180 × 80 cm, zwölffach gefaltet
- kochendes Wasser
- großes Handtuch zum Auswringen des Leintuches
- 1 Flanelltuch
- Tücher zum Befestigen der Dampfkompresse (siehe bei jeweiligem Wickel)

wichtig
Vorsicht – Verbrennungsgefahr sowohl beim Auswringen als auch beim Auflegen!

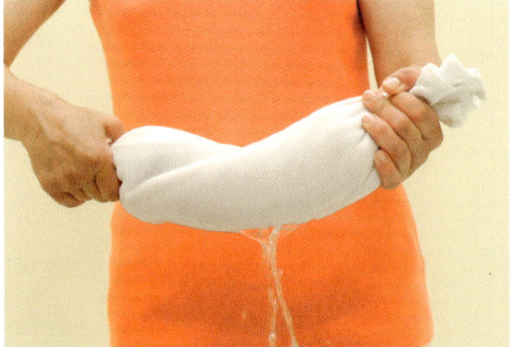

PACKUNGEN

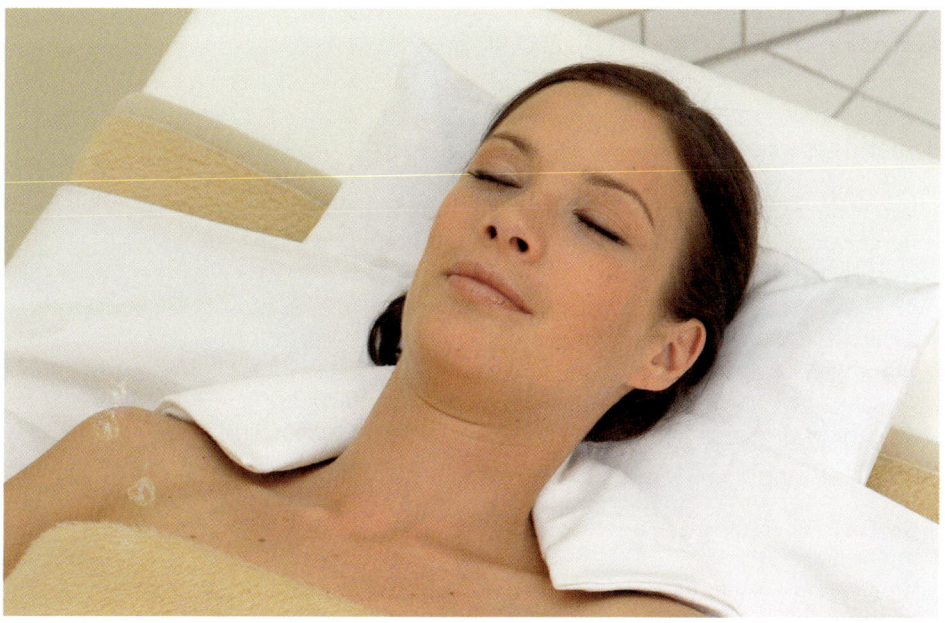

So wird's gemacht

❶ Das gefaltete Leintuch in kochend heißes Wasser tauchen,
❷ das Leintuch aus dem heißen Wasser nehmen und im Handtuch auswringen,
❸ die ausgewrungene Kompresse ins trockene Flanelltuch einschlagen,
❹ die Kompresse mit den vorbereiteten Wickeltüchern an der jeweiligen Stelle des Körpers befestigen.
❺ Platzierung: je nach der behandlungsbedürftigen Körperstelle

Liegedauer

Abnahme, wenn die Dampfkompresse nicht mehr warm ist. Anschließend eine bis eineinhalb Stunden (Bett-)Ruhe.

Herzkompresse kalt

Besonders geeignet bei

- allgemeiner Unruhe, Erregung
- Herzklopfen, Herzjagen (auch während einer Anwendung, z. B. Heusack)
- nervösen Herzbeschwerden
- Kreislaufbeschwerden bei heißer Umgebungstemperatur

Vorsicht bei/nicht geeignet bei

- Durchblutungsstörungen des Herzens, Angina pectoris

So wirkt die Anwendung

- dämpfend, beruhigend
- herzfrequenzsenkend

Was Sie brauchen

- 1 Leintuch nass (auf 20 × 20 cm gefaltet, achtlagig)
- 1 Baumwolltuch
- 1 Wolltuch

PACKUNGEN

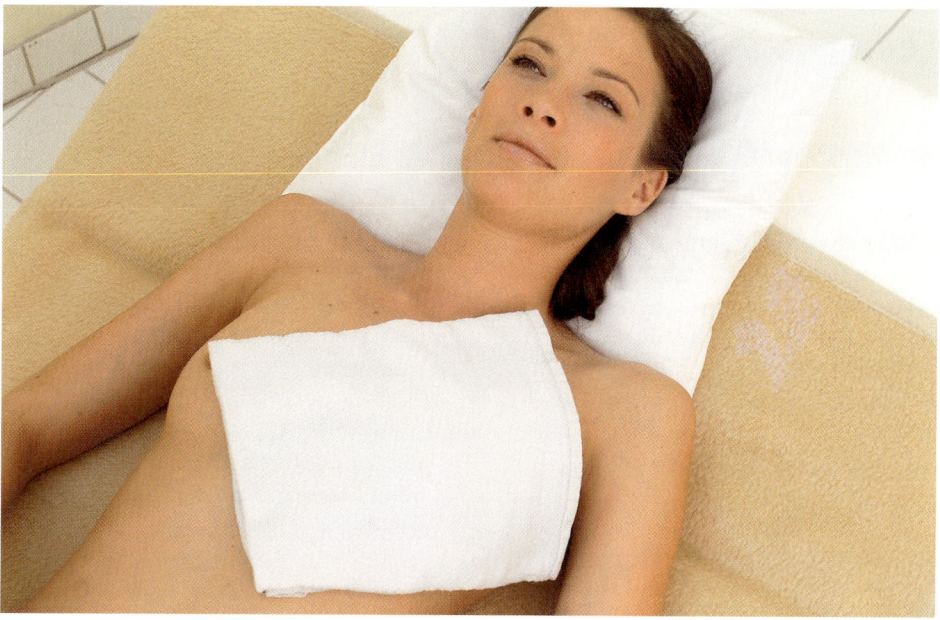

So wird's gemacht

❶ Leintuch in kaltes Wasser tauchen und leicht auswringen,
❷ auf Herzgegend (linke vordere Brustseite) auflegen,
  - darüber: Baumwolltuch,
  - abschließend: Wolltuch.

Liegedauer
ca. 10–15 Minuten

Die kalte Herzkompresse ist auch mehrmals nacheinander anwendbar.

Leibauflage heiß

Besonders geeignet bei

- Blähungen
- Krämpfen im Bauchraum (die Ursache sollten Sie zuvor unbedingt abklären lassen!)

Vorsicht bei/nicht geeignet bei

- Entzündungen im Bauchraum

So wirkt die Anwendung

- krampflösend
- durchblutungsfördernd

Was Sie brauchen

- 1 Leintuch (40 × 190 cm)
- 1 Baumwolltuch (48 × 190 cm)
- 1 Wolltuch (44 × 190 cm)
- Kochendes Wasser (ca. 1–2 Liter)
- Handtuch zum Auswringen des Leintuches

wichtig
Vorsicht Verbrennungsgefahr, sowohl beim Auswringen als auch beim Auflegen der Auflage!

Packungen

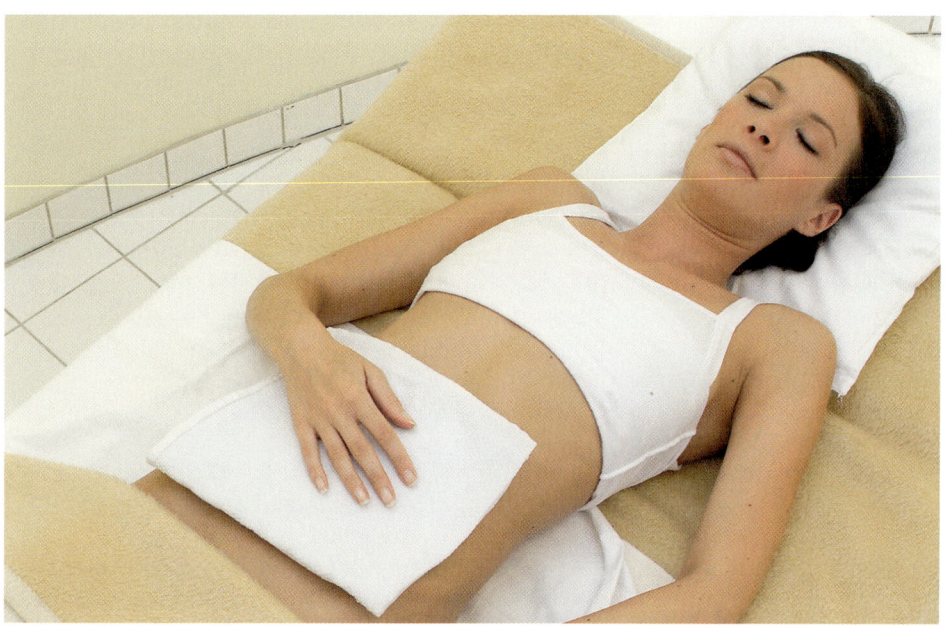

So wird's gemacht

❶ Achtfach gefaltetes Leintuch in kochendes Wasser eintauchen, abtropfen lassen, in Handtuch einrollen und kräftig auswringen,
❷ Vorsichtig auf den Leib legen (der Nabel sollte sich in der Mitte des Tuches befinden) und mit bereitgelegten Tüchern befestigen (siehe Lendenwickel, Seite 86)

Liegedauer
Solange die Auflage als warm empfunden wird.

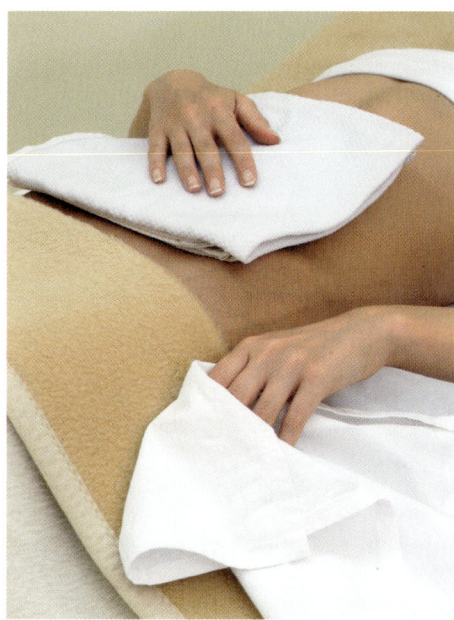

Leibauflage kalt 💧 bis 💧💧

Besonders geeignet bei

- Verstopfung, Darmträgheit, vor allem bei schlaffem (atonischem) Darm
- Fieber

Vorsicht bei/nicht geeignet bei

- während der Menstruation
- bei Blasenentzündung

So wirkt die Anwendung

- die Darmbewegungen anregend
- verdauungsfördernd
- durchblutungsfördernd (im Bauchraum)
- entzündungshemmend

Was Sie brauchen

- 1 Leintuch (40 × 190 cm)
- 1 Baumwolltuch (48 × 190 cm)
- 1 Wolltuch (44 × 190 cm)
- kaltes Wasser (ca. 1–2 Liter)

So wird's gemacht

❶ achtfach gefaltetes Leintuch in kaltes Wasser eintauchen und kräftig auswringen,

❷ auf den Leib legen (Nabel in Mitte) und mit bereitgelegten Tüchern befestigen (siehe Lendenwickel, Seite 96),

Liegedauer
45–75 Min. (orientiert am Wohlbefinden).

Quarkauflage 💧

Besonders geeignet bei

- Entzündungen
  - der Gelenke,
  - der Venen,
  - der Haut
- stumpfen Verletzungen (Prellungen, Verstauchungen)

So wirkt die Anwendung

- wärmeentziehend
- entzündungshemmend
- abschwellend
- hautpflegend

Was Sie brauchen

- 3 Wickeltücher (Größe entsprechend der zu behandelnden Fläche):
- 1 Leintuch
- 1 Baumwolltuch
- 1 Wolltuch
- 1 Gazetuch, Verbandmull oder ein Stück Tüllgardinenstoff
- Quark

So wird's gemacht

❶ Quark (Topfen) mit etwas Wasser zu einem geschmeidigen Brei rühren,
❷ fingerdick auf das feuchte Leintuch auftragen und mit Gaze, Verbandmull oder Tüllgardinenstoff abdecken,
❸ auf zu behandelnde Stelle (Gelenk, Venen) auflegen,
  - darüber das Baumwolltuch,
  - abschließend das Wolltuch.

Liegedauer

- Für Wärmeentzug muss die Auflage entfernt werden, bevor sie sich erwärmt, ggf. mehrfach wiederholen.
- Sonst bis zum Trockenwerden der Auflage liegenlassen.
- Soll länger anhaltend gekühlt werden, kann auf die Quarkauflage ein Kryo-Pack (Kältegelkissen) aufgelegt werden.

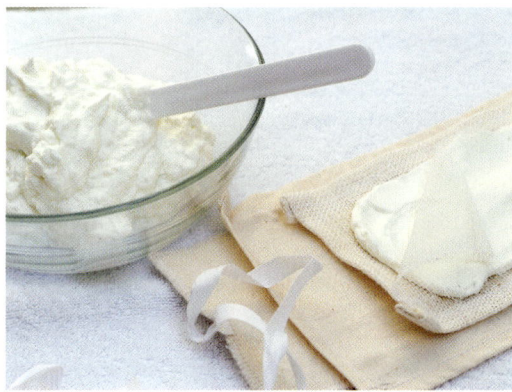

Die Anwendungen

Heiße Rolle 💧💧

Die heiße Rolle ist eine praktische, moderne Kneipp-Abwandlung.

Besonders geeignet bei

- Verspannungen in der Schulter oder im gesamten Wirbelsäulenbereich, »steifem Hals«, Kopfschmerzen aufgrund von Verspannungen der Halswirbelsäule
- schmerzhaftem oder festsitzendem Husten, Reizhusten

Vorsicht bei/nicht geeignet bei

- akut entzündlicher Nervenreizung
- Gürtelrose

So wirkt die Anwendung

- muskelentspannend
- durchblutungsfördernd
- schmerzlindernd
- schleimlösend

Was Sie brauchen

- 2–3 Frotteehandtücher
- 1 Handtuch, halbleinen
- heißes Wasser

Mögliche Zusätze

Als Zusatz können Sie Bronchialbalsam ins heiße Wasser geben (die frei werdenden ätherischen Öle werden inhaliert und verstärken die Wirkung).

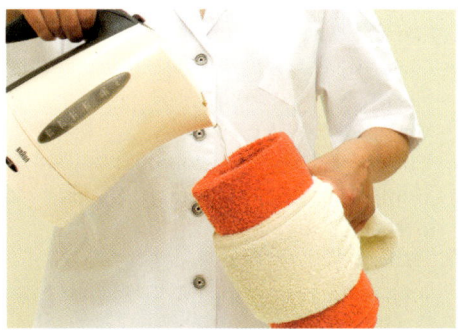

Packungen

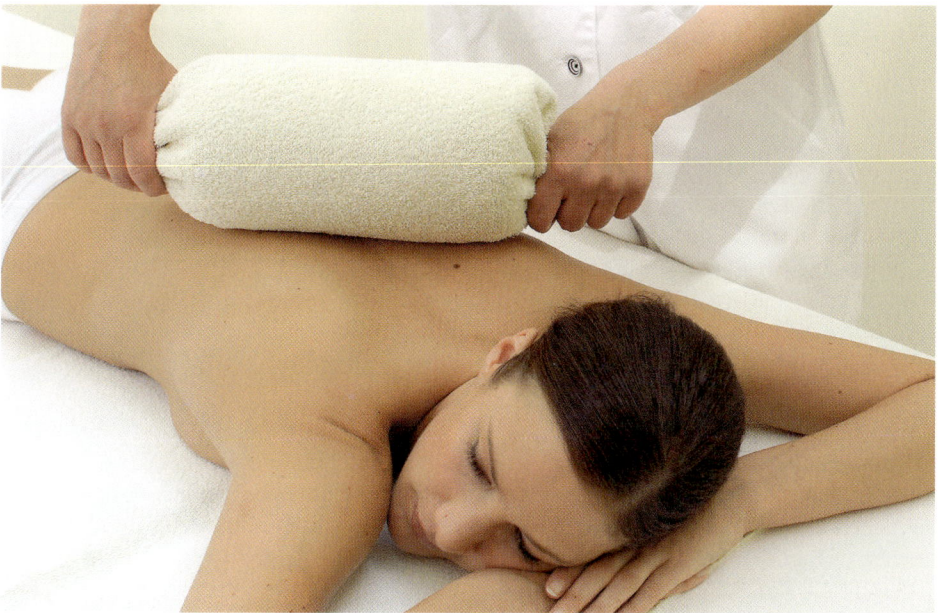

So wird's gemacht

❶ Handtuch längs zur Hälfte falten, straff zu einer Rolle wickeln,
❷ danach die Frotteetücher (ebenfalls der Länge nach gefaltet) nacheinander leicht schräg um die Rolle wickeln, sodass an einem Rollenende ein kleiner Trichter entsteht.
❸ Der Patient legt sich bäuchlings ins Bett.
❹ Heißes Wasser (ca. ¾ Liter, ca. 85°C) langsam in den vorher gebildeten Trichter gießen; die Rolle erwärmt sich von innen her.
❺ Nur so viel Wasser eingießen, bis sich die äußere Tuchschicht erwärmt.
❻ Temperatur prüfen; falls zu heiß, die Rolle wie ein »Bonbon« in ein weiteres trockenes Handtuch wickeln; dadurch entstehen an den Rollenenden Handgriffe, sodass die Rolle an diesen Enden gefasst und dann über den Körper gerollt werden kann.
❼ Wenn die äußeren Schichten abkühlen, allmählich die Rolle aufwickeln (Gegenrolle bilden bzw. entfernen); dadurch stehen stets gut erwärmte Oberflächen zur Verfügung.
❽ Die Rolle unter stetem Bewegen massierend über die zu behandelnden Partien abrollen.
❾ Gut zugedeckt nachruhen.

Dämpfe

Wer erinnert sich nicht an das Kamilledampfbad der Kindheit? Dämpfe wirken direkt und sind zudem ein ideales Transportmittel für heilsam wirkende Heilkräuterbestandteile und ätherische Öle. Einfacher, schneller und effektiver kann kaum ein Hausmittel wirken!

Das steigt zu Kopfe

Wie unsere sämtlichen Wasseranwendungen, so wirken auch die Dämpfe in der gelindesten Form und deshalb durchaus unschädlich und ungefährlich. Gleichwohl erheischt die Anwendung der Wasserdämpfe große Vorsicht. Was den Kranken, der richtig und nach Vorschrift anwendet, gesund macht, kann bei Nachlässigkeit und Sich-gehenlassen einen Gesunden krank machen.

(Sebastian Kneipp, Meine Wasserkur, 1888)

Dämpfe sind Heißanwendungen mit therapeutischem Charakter, die sich sehr gut für den Hausgebrauch eignen. Sie wirken durch die Wärme durchblutungsverbessernd, krampf- und schleimlösend. Durch Inhalation werden hier die Atemwege auch direkt angesprochen, nicht nur über indirekte Wirkungen wie bei Wickeln, Güssen oder Teilbädern.

Sowohl akute wie auch chronische Erkrankungen lassen sich mit Dämpfen behandeln. Aufgrund der guten Durchführbarkeit und der Vielfalt der Anwendungsmöglichkeiten sei hier vor allem der Kopfdampf aufgeführt.

Ätherische Öle kommen noch stärker als bei (Teil-)Bädern im Dampfbad gut zur Wirkung. Sie brauchen hier nicht wie bei Wickeln oder Bädern eigens einen Absud vor der Anwendung herzustellen, sondern geben das in Frage kommende Heilkraut (frisch oder getrocknet, kleingeschnitten, siehe Kopfdampf) direkt in das Gefäß, in das Sie auch das Wasser für die Dampfentwicklung geben.

Dampfbäder erfordern wegen ihrer hohen Temperatur einige Sorgfalt, sind bei entsprechenden Vorsichtsmaßnahmen aber auch schon für Kinder geeignet. Ein Erwachsener muss dabei aber immer zugegen sein. Empfindlicher Haut sollte nach dem Dampfbad eine gute Pflege zuteil werden, da heißer Dampf besonders viel Fett und Feuchtigkeit herauslöst. Dennoch ist ein heißes Dampfbad ein exzellentes Schönheitsmittel, das neben

Heilkräuter für Dampfbäder

Was?	Wie viel?	Wirkung
Kamillenblüten oder Kamillentee-Beutel oder Fertigpräparate (z. B. Kamillosan®, Perkamillon®)	ca. eine Hand voll 4 Stück auf 5 Liter Wasser siehe Dosierungshinweise	entzündungshemmend auf Haut (z. B. bei Akne vulgaris) und Schleimhäute (chronische Entzündungen der Atemwege)
Thymian	ca. eine Hand voll	schleimlösend, Atemwege freimachend, fördert das Abhusten
Pfefferminze, Eukalyptus, Fichtennadeln als getrocknetes Heilkraut oder ätherisches Öl	ca. eine Hand voll sparsam dosieren (gemäß Herstellerhinweis)	atmungsvertiefend, schleimlösend, durchblutungssteigernd in den Atemwegen

seinen Wirkungen auf die Schleimhäute der oberen Atemwege natürlich direkt auf die Gesichtshaut einwirkt und sie in ihrer Regeneration unterstützt. Nicht umsonst kommt Dampf bei jeder kosmetischen Gesichtsbehandlung zum Einsatz!

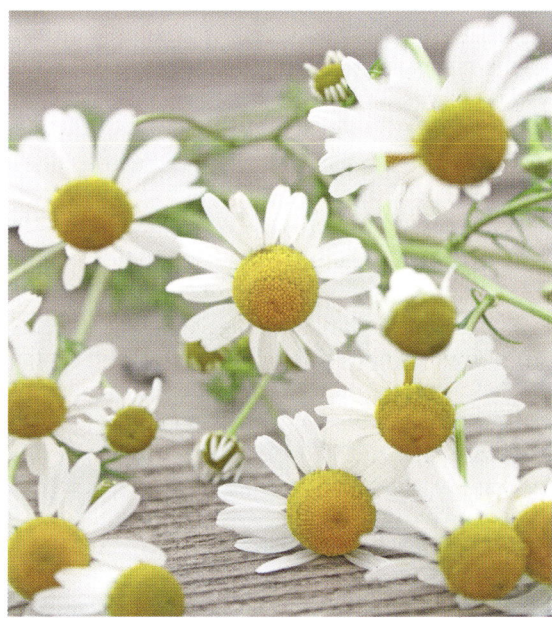

▶ Heilkräuter – nicht nur schön anzusehen, sondern auch hoch wirksam.

Die Anwendungen

Kopfdampf 💧

Besonders geeignet bei

- Nebenhöhlenentzündungen (akut und chronisch, auch eitrig)
- degenerativen Schleimhauterkrankungen der oberen Luftwege sowie im Nasen- und Rachenraum
- Hautunreinheiten, Akne vulgaris
- gefäßbedingtem (vasomotorischem) Kopfschmerz
- Erkältungen, Schnupfen, Husten, Heiserkeit

Vorsicht bei/nicht geeignet bei

- grünem Star
- grauem Star
- entzündlichen Hauterkrankungen (außer Akne vulgaris)
- starker Arterienverkalkung
- starkem allgemeinem Schwächezustand

So wirkt die Anwendung

- schleimlösend
- sekretionsfördernd
- entzündungswidrig
- durchblutungsfördernd
- hautreinigend
- schweißtreibend
- stoffwechselanregend
- krampflösend
- schmerzstillend

Was Sie brauchen

- Topflappen
- kochendes Wasser (3–5 Liter)
- Schüssel oder Topf
- 1 Laken
- 1 große Wolldecke
- Zusätze (siehe Seite 125)
- die Schüssel überragenden Rost zum Schutz

wichtig

Vor allem bei Kreislauflabilen besteht Kollapsgefahr! Führen Sie die Anwendung daher am besten in Gegenwart einer weiteren Person durch. Bei Krankheiten nur auf ärztliche Verordnung anwenden. Zusätze: siehe vorangehende Seite. Führen Sie die Anwendung am besten nachmittags durch, ca. 15–17 Uhr. Wiederholen Sie sie mehrmals täglich bis dreimal in der Woche – und achten Sie auf warme Füße!

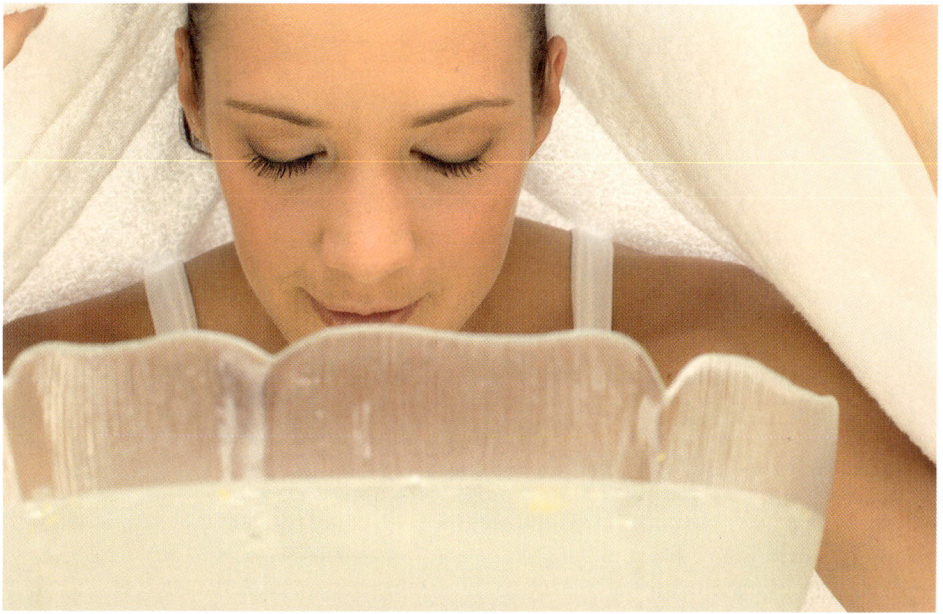

So wird's gemacht

① 3–5 Liter Wasser im Kochtopf zum Sieden bringen.
② Den Topf am besten auf einem Hocker (gegebenenfalls vor dem Bett) platzieren, zur Sicherheit möglichst einen Rost (Lattenrost, Pfannen-Spritzsieb – wird jedoch heiß) über den Topf legen,
③ die Zusätze (z. B. ätherische Öle) dem Wasser hinzufügen.
④ Für möglichst bequeme Sitzhaltung ohne Einschnürung sorgen, den entkleideten Oberkörper über den Topf beugen.
⑤ Kopf und Oberkörper mit Leintuch und Wolldecke so abdecken, dass möglichst kein Dampf entweichen kann.

Dauer

- 8–10 Minuten (gegebenenfalls bis 20 Minuten) lang die Dämpfe durch Mund und Nase einatmen.
- Anschließend Gesicht mit Wasser von indifferenter Temperatur (= Hauttemperatur) abwaschen;
- bei degenerativen und chronischen Erkrankungen kalte Abgießung des Gesichts (oder Gesichtsguss).
- Anschließend etwa eine Stunde ruhen.
- Gehen Sie keinesfalls nach einem Kopfdampf sofort an die kühle Luft. Erkältungsgefahr!

Bäder

Ein warmes Bad – das heißt entspannen, genießen, sich einfach wohlfühlen! Doch eine gefüllte Badewanne kann mehr für Sie tun. Lernen Sie im Folgenden Kneipps Klaviatur der warmen, kalten, ansteigenden oder wechselwarmen Teilbäder kennen, in kundiger Kombination mit bewährten Zusätzen.

Untertauchen für die Gesundheit

Wie vom Kopf bis zum Fuß verschiedene Körperteile sind, die ihren eigenen Namen tragen, so sind auch die Gießungen, angefangen vom Kopfguss bis zum Fußguss, den einzelnen Körperteilen angemessen und nach diesen benannt. Ganz so verhält es sich mit den Bädern, die bei anderer Anwendung auch eine andere Wirkung hervorbringen, und deren eine große Anzahl, verschieden in der Anwendung und in der Wirkung, angeführt werden.

(Sebastian Kneipp, Mein Testament, 1895)

Die im Rahmen der Kneipp-Anwendungen üblichen Bäder sind Teil- oder Vollbäder, die zumeist mit pflanzlichen Wirkstoffen versetzt sind.

Nach der Flächenausdehnung der vom Wasser benetzten Körperoberfläche unterscheidet man Vollbäder, Dreiviertelbäder, Halbbäder, Sitzbäder, Armbäder (bis Mitte Oberarm) und Fußbäder (Unterschenkel).

Nach der Temperatur unterscheidet man
- warme Bäder (36–38°C),
- kalte Bäder (bis 18°C),
- Wechselbäder (warm/kalt),
- temperaturansteigende Bäder (indifferent bis 39°C).

Die übliche Badedauer beträgt für
- warme Voll- und Teilbäder 10–20 Min.
- Wechselbäder 5 Minuten warm, 10 Sekunden kalt (wiederholen),
- temperaturansteigende Bäder klassisch 20–25 Minuten (ohne nachfolgende Kaltanwendung),
- temperaturansteigende Bäder modifiziert 8–12 Minuten (mit nachfolgender Kaltanwendung),
- kalte Bäder 6–30 Sekunden.

Die Reizstärke der Bäder richtet sich nach
- der Dauer,
- der Flächenausdehnung,
- der Temperatur,
- den Badezusätzen,
- der individuellen Reaktionslage/ Belastbarkeit.

Wirkfaktoren bei Bädern

Die physikalischen Wirkfaktoren bei Bädern sind Temperatur, hydrostatischer Druck und Auftrieb.

Warme Bäder.
- Warme Bäder wirken entspannend und durchblutungssteigernd.
- Sie öffnen die Hautgefäße, sodass bis zu 1,5 Liter Blut in die Haut gelangen, steigern die Schweißsekretion, dicken das Blut ein (dadurch entsteht eine Sogwirkung mit Entschlackung der Körperzellen und des Zwischenzellraumes), senken den Säurespiegel im Gewebe und regen die Darmbewegungen (Peristaltik) an.
- Die Wirkungen treten nicht nur in der Haut des gebadeten Bezirks, sondern auch in Organen ein, die über Nervenbahnen indirekt mit diesem Hautareal verknüpft sind (Beispiel: Beziehung Arm – Lunge). Diese reflektorischen Beziehungen werden auch Haut-Eingeweide-Reflex genannt.

Kalte Bäder. Kalte Bäder stimulieren den Sympathikus, d. h. sie regen an, die Blutgefäße in der Peripherie verengen sich, sodass in zentralen Organen die Durchblutung gesteigert wird; die Darmbewegungen vermindern sich.
- Durch das Gewicht des Wassers (hydrostatischer Druck) werden Venen und Lymphgefäße zusammengedrückt und die in ihnen befindliche Blutmenge in die inneren Organe verlagert (Vorsicht bei Herzleistungsminderung besteht eine zusätzliche Herzbelastung!).

Auftrieb.
- Der Auftrieb des Wassers führt zur Entlastung des Bewegungsapparates, was bei Gelenkleiden besonders günstig ist.

Außerdem kommen chemische und psychologische Wirkfaktoren zum Tragen:
- Die Haut nimmt die aus Badezusätzen freigesetzten Essenzen auf.
- Bäder führen je nach Zusatz und Temperatur Entspannung oder Anregung herbei und sorgen damit nicht nur für körperliches, sondern auch für seelisches Wohlbefinden.

Badezusätze

Im Rahmen der Kneippschen Hydrotherapie werden zumeist Badezusätze mit pflanzlichen Inhaltsstoffen verwendet. Es werden jedoch auch Zusätze mineralischen oder tierischen Ursprungs (z. B. Molke) verwendet. Badezusätze sind als Extrakte, Öle oder Salze erhältlich.

Für das häusliche Wannenbad sind Badeöle wegen der einfacheren Handhabung und leichteren Reinigung der Wanne zu empfehlen. Für Teilbäder in speziellen Behältern (Arm- und Fußbadewannen) sind Extrakte ebenfalls möglich. Sie können Kräuterzusätze auch selbst als Absud herstellen, was allerdings zeitraubender ist.

Badezusätze können Arzneimittel »Medizinische oder Arzneibäder« und Körperpflegemittel sein. Um als Arzneibad zugelassen werden zu können, muss ein

Badezusatz nachweisbar einen medizinischen Nutzen im Sinne des §2 des Arzneimittelgesetzes erfüllen.

Pflanzliche ätherische Öle werden entweder als Badesalze – an Kochsalz oder Meersalz gebunden – verwendet oder sind in Form der Badeöle mit rückfettenden Ölen versetzt.

Badezusätze wirken über die
- Anlagerung an die Haut,
- Einlagerung in die Haut,
- Durchdringung der Haut mit Übergang ins Blut.
- Ätherische Öle werden auch über die Atemwege aufgenommen und wirken über die Geruchsnerven auf die Stimmung ein.

Badeöle
Das sind Badezusätze, deren Hauptwirkstoffe ätherische Öle sind. Diese sind mit Emulgatoren und evtl. mit Farbstoffen, Schaumbildnern, Rückfettern und anderen Substanzen gemischt.

Eigenschaften:
- bei richtiger Dosierung keine Allergieerscheinungen
- Dosierung, je nach Hersteller 10–30 ml auf ein Vollbad (ca. 100l)
- Wannenreinheit
- leichte Anwendbarkeit zu Hause, im Kurort und auf Reisen
- farblich zumeist auf die entsprechende Pflanze abgestimmt
- benötigen nur geringen Stauraum

Ölbäder
Das sind Badezusätze, bei denen fette Öle (z. B. Sojaöl, Nachtkerzenöl) den Hauptwirkstoff darstellen. Diese Badezusätze sollen den Feuchtigkeitsgehalt der Haut erhalten und die Beschwerden von gereizter und irritierter Haut mildern.

Badeextrakte
- Das sind Badezusätze, die durch Auskochung von Pflanzen gewonnen wurden. Die zunächst entzogenen ätherischen Öle werden dem eingedickten Grundextrakt wieder zugeführt. Im Badeextrakt sind also neben den ätherischen Ölen auch die übrigen Pflanzeninhaltsstoffe enthalten.

Eigenschaften:
- bei richtiger Dosierung keine Allergieerscheinungen
- enthält keine Emulgatoren oder künstliche Farbstoffe und Schaumbildner
- Dosierung, je nach Hersteller 80–100 ml auf ein Vollbad (ca. 100l)
- größerer Pflegeaufwand, nicht in Emaillewannen verwenden
- Alle Extrakte haben eine bräunliche Färbung

Badesalze
Badesalze sind Kombinationen aus Salzen und ätherischen Ölen.

Eigenschaften:
- zusätzlich zum Effekt des ätherischen Öles verstärkt Salz die Wirkung
- leicht austrocknend (erwünscht bei zu fettiger Haut).

Die wichtigsten Pflanzenextrakte

Extrakt aus	Wirkung	Heilanzeige
Baldrianwurzel	- beruhigend	- Schlaflosigkeit - nervöse Unruhe
Eichenrinde	- zusammenziehend (adstringierend)	- Hautgeschwüre - Hämorrhoiden - chronische Ekzeme
Fichtennadel	- durchblutungsfördernd - anregend - auswurffördernd	- Bronchitis (Inhalation während des Bades bzw. Aufnahme durch die Haut wie bei Bronchialbalsam) - nervöse Funktionsstörungen (vegetative Dystonie) - Durchblutungsstörungen, Muskelatrophien
Haferstroh	- entzündungshemmend	- Entzündungen der Haut
Hopfen	- beruhigend - durchblutungsfördernd	- leichte Schlaflosigkeit - nervöse Beschwerden - allgemeine Erschöpfung
Kamillenblüten	- entzündungswidrig - krampflösend	- Wundbehandlung - Dermatitis - Ekzem - Analfissuren
Lavendelblüten	- durchblutungsfördernd - beruhigend	- rheumatische Erkrankungen - Juckreiz - Nervosität
Mandelöl	- hautpflegend	- irritierte und raue Haut
Melissenblätter	- beruhigend	- leichte Schlaflosigkeit - Nervosität
Molke	- stabilisiert den Säureschutzmantel der Haut, entzündungshemmend	- Ekzem - Juckreiz - strapazierte Haut - Scheideninfektion mit Pilzen
Nachtkerzenöl	- hautpflegend	- Neurodermitis - Ekzem - Juckreiz
Rosmarinblätter	- durchblutungsfördernd - krampflösend - anregend	- Muskelschmerzen - niedriger Blutdruck
Rosskastanie	- venentonisierend - entzündungshemmend - entstauend	- venöse Stauungen - Hämorrhoiden - Unterschenkelgeschwür (Ulcus cruris)
Schachtelhalm (Zinnkraut)	- wundheilungsfördernd	- Wundbehandlung - Verbrennungen - Unterschenkelgeschwür (Ulcus cruris) - Wundliegen (Dekubitus)
Thymiankraut	- auswurffördernd	- Bronchitis
Wacholder	- durchblutungsfördernd	- rheumatische Erkrankungen - Muskelverspannungen
Weizenkleie	- entzündungswidrig - juckreizstillend	- oberflächliche Wundbehandlung - Nesselsucht, Wundliegen (Dekubitus)

Bitte beachten:
Manche Badeextrakte, z. B. Eichenrinde oder Zinnkraut, enthalten Inhaltsstoffe, die die Wanne verschmutzen.

Die Anwendungen

Armbad kalt 💧

Das Armbad ist die »Tasse Kaffee« der Naturheilkunde – es beruhigt das nervöse Herz und regt den Geist an!

Besonders geeignet bei

- Abgeschlagenheit, Müdigkeit
- körperlicher und geistiger Erschöpfung
- nervösem Herzjagen, Herzklopfen, Herzstichen ohne organische Herzkrankheit
- Tennis-, Golfellenbogen (Epikondylitis) zur Schmerzdämpfung
- niedrigem Blutdruck (schlaffördernd)
- hohem Blutdruck (blutdrucksenkend)

Vorsicht bei/nicht geeignet bei

- Angina pectoris
- organischen Herzkrankheiten
- kalten Händen (vorher erwärmen!)
- Gefäßkrämpfen in den Händen (Raynaud-Syndrom)

So wirkt die Anwendung

- am Herzen schlagfrequenzsenkend, beruhigend
- erfrischend, anregend, ohne aufzuregen

Was Sie brauchen

- Armbadewanne (gegebenenfalls Waschbecken, Brunnentrog)

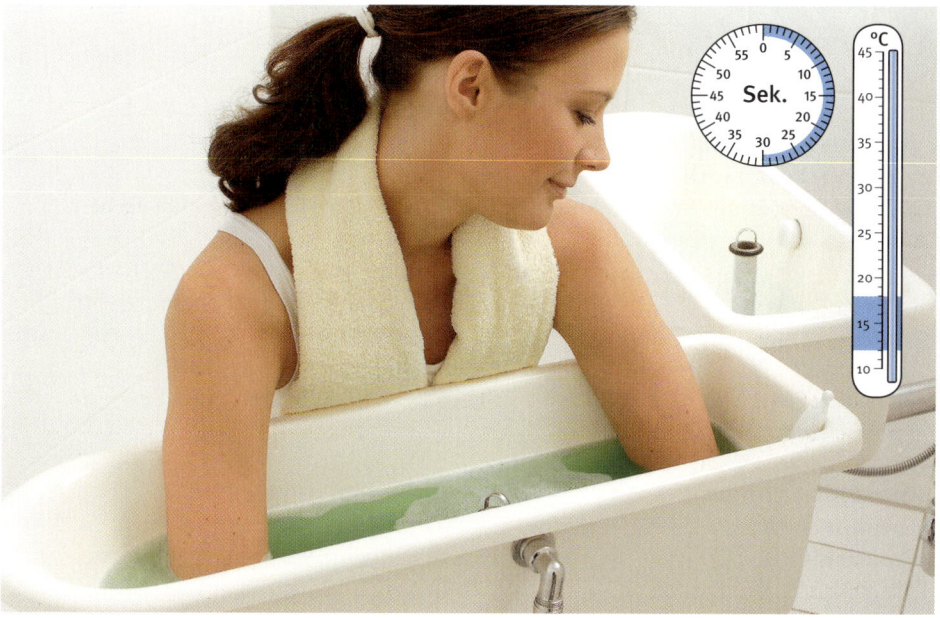

So wird's gemacht

Zeitpunkt der Anwendung: am besten in den frühen Nachmittagsstunden. Tauchen Sie nicht mit kalten Händen ins kalte Wasser ein!

① Gefäß mit kaltem Wasser füllen, Temperatur: so kalt wie möglich, d.h. etwa 12–18°C,
② Arme bis Mitte Oberarm eintauchen.

Dauer:
bis 30 Sekunden, je nach Wassertemperatur, bis zum Eintreten von einem deutlichen Kältegefühl

- Danach Wasser nur abstreifen, nicht abtrocknen, dadurch wird die Reizstärke vergrößert und verlängert (Verdunstungskälte),
- Arme bewegen (pendeln), bis Wärmegefühl eintritt.

Armbad warm

Das warme Armbad hat vor allem entkrampfende Wirkung (lindert Verkrampfungen an Herz, Lunge und Bewegungsapparat).

Besonders geeignet bei

- örtlichen, nicht akut entzündlichen rheumatischen Beschwerden
- Arthrosen der Hände (Heberden-, Rhiz-, Bouchard-Arthrose)
- »nervösem« Herz, leichter Herzenge
- Bronchitis
- chronisch kalten Händen

Vorsicht bei/nicht geeignet bei

- Lymphstau, Lymphödem des Armes (Anwendung am nicht betroffenen Arm möglich)
- Bluthochdruck

So wirkt die Anwendung

- Arthrose: die Beweglichkeit der Gelenke verbessernd
- Herz: beruhigend, krampflösend
- Lunge: bronchienentkrampfend, -erweiternd, schleimlösend
- Haut: entzündungshemmend

Was Sie brauchen

- Armbadewanne (Waschbecken)

Zusätze
- bei Arthrosen: Heublumen, Fichte, Latschenkiefer
- bei Bronchitis: Thymian
- bei Entzündungen: Kamille

So wird's gemacht

❶ Bequeme Sitzhaltung einnehmen,
❷ Gefäß mit warmem Wasser füllen (Temperatur: 36–38 °C),
❸ Arme bis Mitte Oberarm eintauchen (bei Arthrosen die Hände im Wasser bewegen).

Dauer:
15–20 Minuten, die allmähliche Abkühlung durch Zugabe warmen Wassers ausgleichen,
- danach abtrocknen.

Armbad temperaturansteigend 💧💧

Besonders geeignet bei

- Durchblutungsstörungen des Herzens, Angina pectoris
- Zustand nach Herzinfarkt (bei Vermeidung von Wärmestau und Schweißausbruch evtl. auch schon bei bettlägerigen Patienten nach Herzinfarkt einsetzbar – nur nach ärztlicher Verordnung!)
- Bluthochdruck (Hypertonie) leichteren Grades
- Herzschwäche (Herzinsuffizienz)
- gefäßbedingten (vasomotorischen) Kopfschmerzen
- Asthma bronchiale, Bronchitis (z. B. mit Thymianzusatz)
- Infekte der oberen Atemwege (z. B. mit Kamille- oder Thymianzusatz)
- arteriellen Durchblutungsstörungen der Beine
- Morbus-Sudeck-Stadium II (Stoffwechselstörung am Arm nach Verletzung, Knochenbruch u. a.)
- örtlichen, nicht akut-entzündlichen rheumatischen Beschwerden

Was Sie brauchen

- Armbadewanne oder Waschbecken mit Überlauf

Zusätze
(siehe Armbad warm)

Vorsicht bei/nicht geeignet bei

- Lymphstau, Lymphödem der Arme (Anwendung am anderen Arm möglich)
- Lähmungen
- Venenleiden der Arme

So wirkt die Anwendung

- Gefäßerweiterung in Arm, Kopf, Brust; dadurch findet auch eine zentrale Kreislaufentlastung statt
- Verbesserung der Herzdurchblutung auf reflektorischem Wege
- Verbesserung der Beweglichkeit

So wird's gemacht

1. Bequeme Sitzhaltung einnehmen,
2. Beginn evtl. erst rechts, später beiderseits,
3. Gefäß mit Wasser füllen, Temperatur ca. 33 °C (hautwarm),
4. Steigerung der Temperatur innerhalb von 15–20 Minuten bis 39 °C.
5. Danach: abtrocknen,
6. 15–30 Minuten Bettruhe.

Keine kalte Nachbehandlung!

Wechselarmbad

Das Wechselarmbad regt an – nicht auf!

Besonders geeignet bei

- Kreislaufstörungen, vor allem bei niedrigem Blutdruck
- Durchblutungsstörungen der Arme und Beine
- Bluthochdruck (Hypertonie) leichteren Grades
- Arthrosen (Rhizarthrose, Bouchard, Heberden)
- Atemwegsinfekten
- Erschöpfung
- chron. Pilzerkrankungen der Hände
- Schrunden (Rhagaden)
- juckendem Handekzem

Vorsicht bei/nicht geeignet bei

- Angina pectoris
- organischen Herzkrankheiten
- Gefäßkrämpfen

So wirkt die Anwendung

- gefäßtrainierend
- durchblutungsfördernd
- vegetativ stabilisierend

Was Sie brauchen

- Zwei Armbadewannen (Waschtröge oder Ähnliches)

Mögliche Zusätze
- bei Kreislaufstörungen: Rosmarin
- bei Arthrosen: Fichte
- bei Bronchitis: Thymian
- bei rheumatischen Erkrankungen: Heublumen
- bei Pilzinfektion: Kamille, Molke

Zusätze das Gefäß mit warmem Wasser geben!

BÄDER

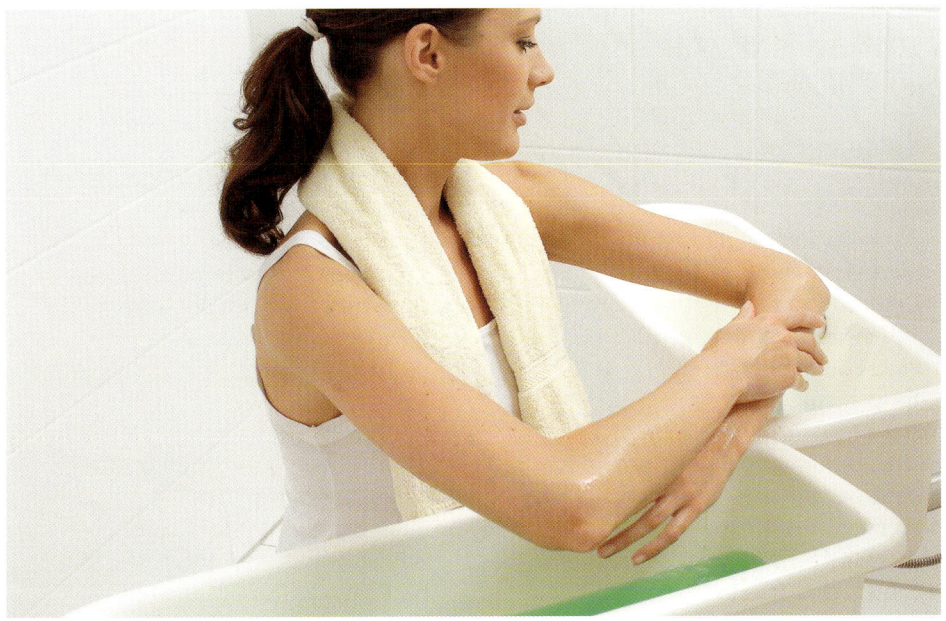

So wird's gemacht

❶ Bequeme Sitzhaltung einnehmen,
❷ die Gefäße füllen
- warm: 36–38°C (evtl. mit Zusatz)
- kalt: bis max. 18°C (so kalt wie möglich, ohne Zusatz)

❸ Zeitablauf
- warm: 5 Minuten
- kalt: 10 Sekunden
einmal wiederholen:
- warm: 5 Minuten
- kalt: 10 Sekunden

❹ danach: Bewegung oder Bettruhe.

Fußbad kalt 💧

Besonders geeignet bei

- Venenleiden: Schwere, müde Beine, Krampfadern (Varikosis), Zustand nach Venenentzündung
- arteriellen Durchblutungsstörungen (ohne Ruheschmerz; Wiedererwärmung äußerst wichtig)
- Überhitzung
- Einschlafstörungen
- akutem Gichtanfall
- Knöchelprellung
- Herzneurose, Herzkrämpfen, funktionellen Herzschmerzen ohne Organerkrankung
- Sudeck-Stadium I (Stoffwechselstörung nach Verletzung, Knochenbruch u. a. am Bein)
- Kopfschmerzen
- Nasenbluten

Wirkung

- infektvorbeugend, abhärtend
- schlaffördernd
- venenstraffend
- abschwellend
- reaktiv durchblutungssteigernd

Vorsicht bei/nicht geeignet bei

- akuten Harnwegsinfekten (Nieren-, Blasenleiden)
- Frieren/Frösteln, kalten Füßen
- Kälteallergie
- Durchblutungsstörungen des Herzens
- massivem Bluthochdruck
- akuter Ischiasnervenreizung
- arteriellen Durchblutungsstörungen schwereren Grades (mit Ruheschmerz oder Gewebeuntergang)

Was Sie brauchen

- Fußbadewanne
- (oder entsprechendes Gefäß, z. B. Farb- oder Maleimer)
- ca. 3 Minuten Zeit

So wird's gemacht

❶ Platzierung des Gefäßes am besten in der Badewanne (dadurch leichtes Füllen und leichtes Leeren!),
❷ Gefäß mit kaltem Wasser füllen.
❸ Temperatur: so kalt wie möglich (ca. 12–18°C)

Dauer:
Ca. 15–60 Sekunden

- Danach: Wasser nur abstreifen, nicht abtrocknen!

Beim kalten Fußbad ist die anschließende Wiedererwärmung wichtig! Bewerkstelligen Sie dies entweder aktiv, indem Sie gehen oder passiv durch Bettruhe.

Fußbad warm

Ein warmes Fußbad ist etwas für Wärmebedürftige!

Besonders geeignet bei

- Schlafstörungen (abends vor dem Schlafengehen)
- chronischen Infekten der oberen Luftwege (vor allem im Nasen-Rachen-Bereich, Nebenhöhlenentzündungen)
- Abwehrschwäche
- Verstopfung
- vermehrtem Fußschweiß
- Vorbereitung zur Fußpflege (Pediküre)
- chronisch kalten Füßen
- Nachbehandlung von Zerrungen und Prellungen

So wirkt die Anwendung

- durchblutungsfördernd
- schlaffördernd
- beruhigend
- reflektorisch entspannend auf Bauch- und Beckenorgane

Was Sie brauchen

- Fußbadewanne (oder entsprechendes Gefäß, z. B. Farb- oder Maleimer)
- Badethermometer

Vorsicht bei/nicht geeignet bei

- Krampfadern und -entzündungen
- diabetischem Fuß

So wird's gemacht

❶ Platzierung des Gefäßes am besten in der Badewanne (dadurch leichtes Füllen und leichtes Leeren!),
❷ Gefäß bis unters Knie mit Wasser füllen, bei Venenleiden nur bis eine Handbreit über dem Knöchel.
❸ Temperatur: ca. 36–38°C (ggf. höher).

Wenn Sie von Krampfadern betroffen sind: Wasserspiegel nur bis zum Knöchel!

Nach dem warmen Fußbad ist ein kurzer kalter Abguss (Knieguss oder kaltes Fußbad, Temperatur: ca. 12–18°C) empfehlenswert.

DIE ANWENDUNGEN

Fußbad temperaturansteigend 💧💧

Führt intensiv Wärme zu – und der Erkältete braucht Wärme!

Besonders geeignet bei

- akuten und chronischen Harnwegsinfekten
- Erkältungskrankheiten im Anfangsstadium (Niesen, Halskitzeln, Frösteln, Unwohlsein)
- chronischen Nasenneben- und Stirnhöhlenentzündungen
- Störungen im Wärmehaushalt (chronisch kalte Füße)
- gefäßbedingten (vasomotorischen) Kopfschmerzen
- Sudeck-Stadium II (Stoffwechselstörung nach Verletzungen, Knochenbrüchen u. a. der Beine)
- örtlichen, nicht akut entzündlichen rheumatischen Beschwerden
- hohem Blutdruck leichteren Grades
- Herzschwäche bzw. -insuffizienz (im behandelbaren Stadium)
- Gefäßkrämpfen
- Menstruationsbeschwerden

Vorsicht bei/nicht geeignet bei

- Krampfadern (Varikosis)
- Venenentzündung (Thrombophlebitis)
- Herzbeschwerden
- schweren arteriellen Durchblutungsstörungen (Ruheschmerz oder Gewebeuntergang), evtl. Anwendung nur am gesunden Bein (Ausnutzung der gleichsinnigen Mitreaktionen am kranken Bein = konsensuelle Reaktion)
- diabetischem Fuß

So wirkt die Anwendung

- sofortige örtliche Überwärmung
- Mehrdurchblutung mit reflektorischer Wirkung auf die Unterleibsorgane (Urogenitaltrakt) und auf die Schleimhäute im Nasen-Rachen-Raum

BÄDER

Was Sie brauchen

- 1 Fußbadewanne oder entsprechend großes Gefäß
- ggf. Zusätze (siehe Seite 115 und Die wichtigsten Pflanzenextrakte)
- Badethermometer

So wird's gemacht

❶ Platzierung des Gefäßes am besten in der Badewanne (dadurch leichtes Füllen und leichtes Leeren!),
❷ Füllen des Gefäßes mit Wasser, Temperatur: ca. 33°C ± 1°C (hautwarm),
❸ Steigerung der Temperatur innerhalb von 15–20 Minuten bis 39°C, evtl. 40–42°C.
❹ Anschließend abtrocknen,
❺ 15–30 Minuten Bettruhe.

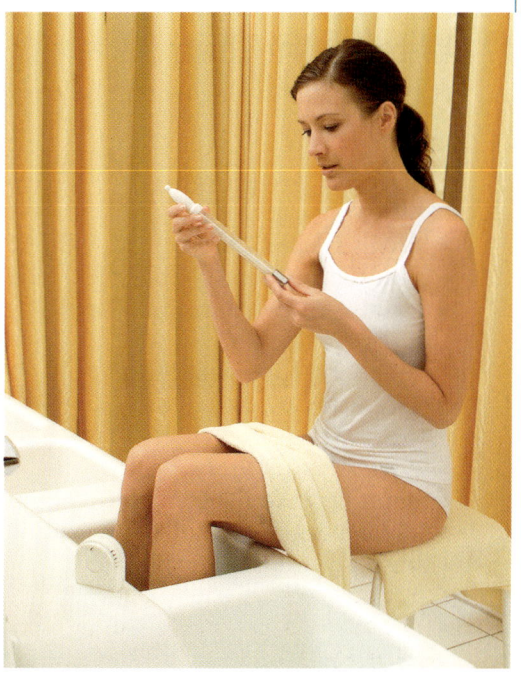

wichtig

Halten Sie während des temperaturansteigenden Fußbades Ihren Körper warm (in Bademantel, Decke oder Frottiertuch einhüllen). Die über das Bad aufgenommene Wärme soll dadurch im Körper gespeichert werden.

Wechselfußbad

Das Wechselfußbad regt den Kreislauf an und verhindert Infekte.

Besonders geeignet bei

- chronisch kalten Füßen
- niedrigem Blutdruck (Hypotonie)
- chronischen Erkältungskrankheiten, Infektanfälligkeit
- chronischer Nasennebenhöhlenentzündung
- Kopfschmerzen, Blutandrang im Kopf
- Sudeck-Stadium III (Stoffwechselstörung nach Verletzung, Knochenbruch u. a. am Bein)
- Schlafstörungen

Vorsicht bei/nicht geeignet bei

- Krampfadern (Varikosis)
- Gefäßkrämpfen
- diabetischem Fuß

So wirkt die Anwendung

- gefäßtrainierend
- wärmeregulierend
- abhärtend
- vegetativ stabilisierend
- kreislaufstabilisierend
- durchblutungssteigernd im Nasen-Rachen-Raum

Was Sie brauchen

- 2 Fußbadewannen (oder entsprechende Gefäße, z. B. Farb- oder Maleimer)
- Badethermometer

So wird's gemacht

❶ Platzierung der Gefäße am besten in der Badewanne (dadurch leichtes Füllen und leichtes Leeren!)
❷ Die Gefäße füllen:
- warm: 36–38°C (evtl. mit Zusatz, siehe Seite 125)
- kalt: bis 18°C (so kalt wie möglich)

❸ Zeitablauf
- warm: 5 Minuten
- kalt: 10–15 Sekunden

❹ einmal wiederholen: warm 5 Minuten, kalt 10–15 Sekunden
❺ Wasser abstreifen, Strümpfe anziehen;
❻ bis zur Wiedererwärmung bewegen (gehen) oder im Bett erwärmen.

Wenn Sie von Krampfadern betroffen sind: Füllen Sie das Gefäß mit warmem Wasser nur bis Knöchelhöhe auf! – Die Zusätze (entsprechend Armbad) in das Gefäß mit warmem Wasser geben!

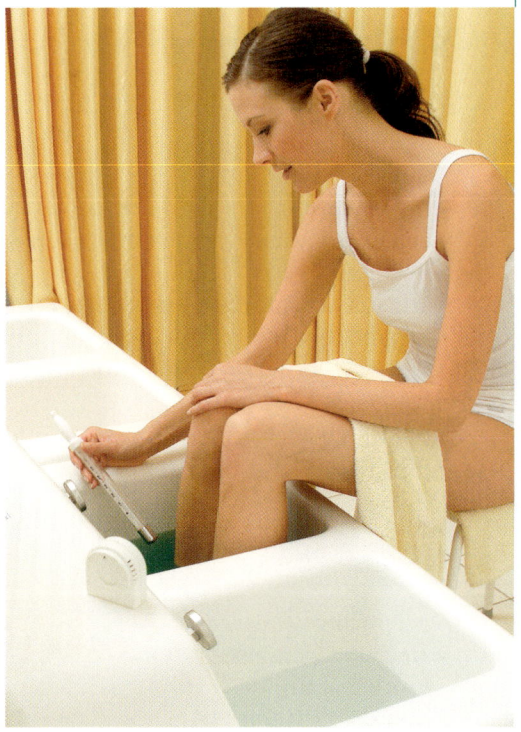

Sitzbad warm

Besonders geeignet bei

- Hämorrhoiden
- Einriss der Afterschleimhaut (Analfissur)
- Schuppenflechte (Psoriasis)
- vergrößerter Vorsteherdrüse (benigne Prostatahyperplasie)
- Blasen-, Scheidenentzündungen
- Analekzemen
- Afterjucken

So wirkt die Anwendung

- durchblutungsfördernd
- entzündungshemmend
- hautpflegend

wichtig

Achten Sie auf bequeme und entspannte Sitzhaltung. Wenn die Füße erhöht auf einem Fußschemel ruhen, werden Druckstellen in der Kniekehle vermieden und die Blutzirkulation nicht behindert.

Was Sie brauchen

- Sitzbadewanne oder
- normale Badewanne und Hocker
- Zusätze
- Badethermometer

Zusätze

- Eichenrinde: Hämorrhoiden, Analfissuren, Psoriasis, Analekzeme
- Zinnkraut: Hämorrhoiden, Prostatavergrößerung
- Haferstroh: Blasenentzündungen
- Kamille: Analekzeme, Afterjucken
- Molke: pilzhemmend, entzündungshemmend

Zusätze ins laufende Badewasser geben.

BÄDER

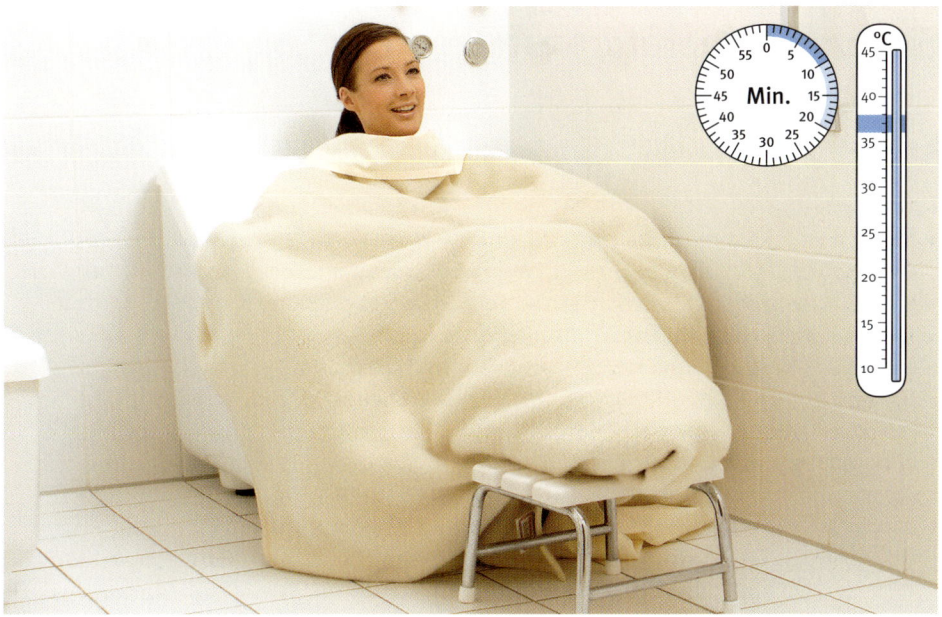

So wird's gemacht

❶ Wassertemperatur: 36–38°C
❷ Die Beine werden während des Bades auf einem Fußschemel oder Ähnlichem gelagert.
❸ Oberkörper warm halten (ggf. mit Pullover, T-Shirt, Decke bedecken)!
❹ Abschluss mit Abkühlung (kühle/kalte Waschung, Unterguss kalt),
❺ anschließend Bettruhe.

Badedauer:
10–20 Minuten

Die Anwendungen

Sitzbad temperaturansteigend 💧💧 bis 💧💧💧

Besonders geeignet bei

- Verstopfung
- häufig wiederkehrender Blasenentzündung (Zystitis)
- krampfartigen Beschwerden an Darm, Nieren, Harnblase (Koliken)
- Einriss der Afterschleimhaut (Analfissur)
- Harnleitersteinen (Ureretsteine)
- Entzündung der Vorsteherdrüse (Prostatitis)
- krampfartigen Unterleibsbeschwerden (Pelvipathie)
- vom Steißbein ausgehenden Schmerzen (Kokzygodynie)
- Beschwerden bei der Regelblutung (Menstruationsbeschwerden)
- Ausbleiben der Regelblutung (Amenorrhö)
- Regelblutungen mit verlängertem Intervall (Oligomenorrhö)

Vorsicht bei/nicht geeignet bei

- nicht behandelbarer (dekompensierter) Herzschwäche

So wirkt die Anwendung

- durchblutungsfördernd
- entkrampfend

Was Sie brauchen

- Sitzbadewanne oder
- normale Badewanne mit Hocker
- Badezusatz (siehe Sitzbad warm)
- Badethermometer

Zusätze
siehe Seite 115 und Die wichtigsten Pflanzenextrakte

So wird's gemacht

❶ Wanne mit Wasser füllen
❷ Temperatur: ca. 33°C (Hauttemperatur)
❸ Steigerung der Temperatur innerhalb von 15–20 Minuten bis 39°C
❹ Danach abtrocknen,
❺ ca. 30 Minuten Bettruhe.

Wechselsitzbad 💧💧

Besonders geeignet bei

- Verstopfung (Obstipation), vor allem bei schlaffem Darm
- Blähungen (Meteorismus)
- Wechseljahresbeschwerden
- Senkungsbeschwerden (unwillkürlicher Harn- oder Stuhlabgang beim Lachen, Husten, Heben)
- Blutandrang zum Kopf

So wirkt die Anwendung

- durchblutungsfördernd im Becken-/Bauchraum
- die Muskelspannung im Beckenboden steigernd

Was Sie brauchen

- 2 Sitzbadewannen oder normale Badewanne und eine Sitzbadewanne
- Badethermometer

Zusätze
- (siehe Seite 115 und Die wichtigsten Pflanzenextrakte)

So wird's gemacht

Achten Sie auf warme Füße! – ggf. vorwärmen (Strümpfe anziehen oder warmes Fußbad).

❶ Sitzbadewannen füllen
  - warm: 36–38°C
  - kalt: bis 18°C (so kalt wie möglich)

❷ Zeitablauf
  - warm: 5 Minuten
  - kalt: 10 Sekunden
  - einmal wiederholen
  - warm: 5 Minuten
  - kalt: 10 Sekunden

❸ danach: abtrocknen,

❹ ca. 30 Minuten Bettruhe.

DIE ANWENDUNGEN

Dreiviertelbad warm 💧💧 bis 💧💧💧

Besonders geeignet bei

- Nervosität, Unruhe (nicht zu warm: maximal 38°C; nicht zu lang: maximal 15 Minuten)
- körperlicher und seelischer An- und Verspannung
- Verschleißerscheinungen am Bewegungsapparat
- Schlafstörungen

Vorsicht bei/nicht geeignet bei

- Krampfadern (Varikosis)
- niedrigem Blutdruck (langsam aufstehen)
- Herzleiden (Rücksprache mit dem Arzt!)

So wirkt die Anwendung

- meist beruhigend, bei zu langer Badedauer (über 20 Minuten) auch anregend oder erregend!
- schlaffördernd (bis ca. 38°C, über 39°C schlafstörend!)

Was Sie brauchen

- Badewanne
- Badethermometer

Zusätze
- Molke: hautpflegend
- Kleie: hautpflegend
- Rosmarin: anregend
- Thymian, Eukalyptus: bei Erkältungskrankheiten
- Heublumen: bei rheumatischen Erkrankungen

Zusätze ins laufende Badewasser geben.

So wird's gemacht

❶ Wanne bis in halbe Brustkorbhöhe mit warmem Wasser (36–38°C) füllen (nach Behaglichkeit)

Badedauer:
ca. 10–15 Minuten

❷ Langsam aufstehen,
❸ anschließend kühle Abgießung oder kühles Abduschen.
❹ Danach Bettruhe (mind. 20 Minuten) ohne Radio oder Fernsehen! Genießen Sie die Ruhe!

BÄDER

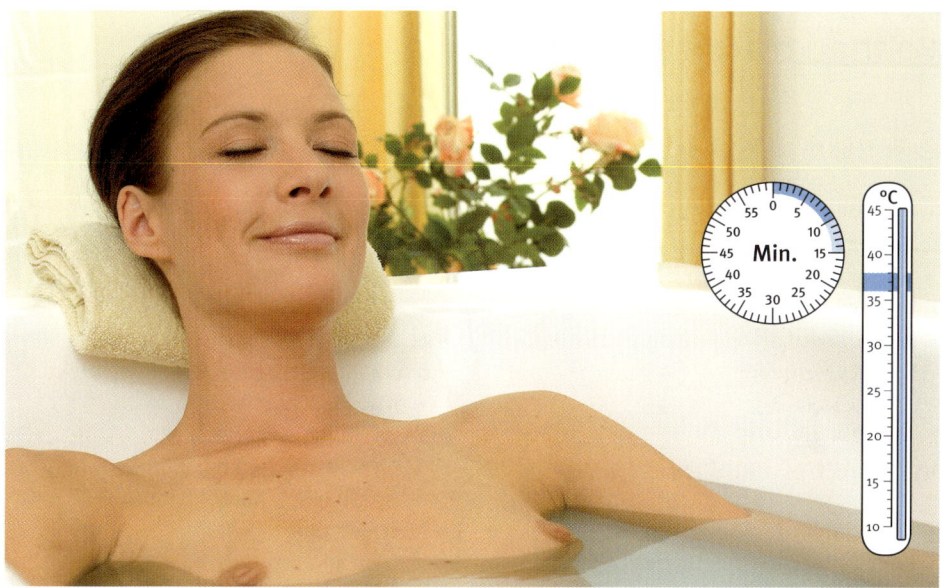

Halbbad kalt 💧💧
Schlaf- und Beruhigungsmittel« der Naturheilkunde – besonders im Sommer!

Besonders geeignet bei

- nervöser Übererregbarkeit
- Krampfadern
- Überhitzung
- Einschlafstörungen

Vorsicht bei/nicht geeignet bei

- Blasenentzündung
- Ischiasnervenreizung
- Frieren, Frösteln, v. a. bei kalten Beinen
- Neigung zu Gefäßkrämpfen
- rheumatischen Erkrankungen

- Durchfall (Diarrhö)
- Darmentzündungen, Darmbluten
- während der Menstruation

So wird's gemacht

❶ Wanne bis zur Hälfte (etwa Nabelhöhe) mit kaltem Wasser (12–18°C) füllen,
❷ langsam einsteigen und hinsetzen.
❸ ggf. Wiedererwärmung im Bett oder – besser – aktiv durch Bewegung.

Badedauer:
- anfangs ca. 6–10 Sekunden, später bis ca. 1 Minute

Vollbad warm 💧💧💧

Besonders geeignet bei

- Arthrose der Wirbelsäule und der Gelenke
- körperlicher und seelischer An- und Verspannung
- vegetativer Übererregbarkeit (Stress)
- Schlafstörungen

Vorsicht bei/nicht geeignet bei

- Krampfadern (Varikosis)
- Herzschwäche (-insuffizienz)
- niedrigem Blutdruck

> **EXPERTEN-RAT**
>
> **Jedes Vollbad zu seiner Zeit**
> - Bei Temperaturen über 38 °C hat das warme Vollbad meist anregende/schlafstörende Wirkung.
> - Vorsicht bei Krampfadern (Varizen) und bei Neigung zu Venenentzündungen! Bei Komplikationen (Herzklopfen und Schwindel, Schwarzwerden vor Augen – Blutdruckabfall) den Wasserspiegel senken und eine kalte Herzkompresse (siehe Seite 102) auflegen!
> - Nie vor und nach Mahlzeiten baden (mind. 1 Stunde Abstand!)

- Entzündungen (z. B. rheumatischer Arthritis)

So wirkt die Anwendung

- beruhigend und schlaffördernd
- bei nicht zu langer Badedauer (bis ca. 10 Minuten, Temperatur max. 38 °C)
- muskelentspannend
- das Nervensystem harmonisierend, entspannend (vagotonisierend)
- hautpflegend
- entsäuernd
- die Gelenkbeweglichkeit fördernd

Was Sie brauchen:

- Badewanne
- Badethermometer

Zusätze
- Molke: hautpflegend
- Kleie: hautpflegend und -schützend
- Rosmarin: anregend
- Thymian: bei Erkältungskrankheiten
- Heublume: bei rheumatischen Erkrankungen

Zusätze ins laufende Badewasser geben.

BÄDER

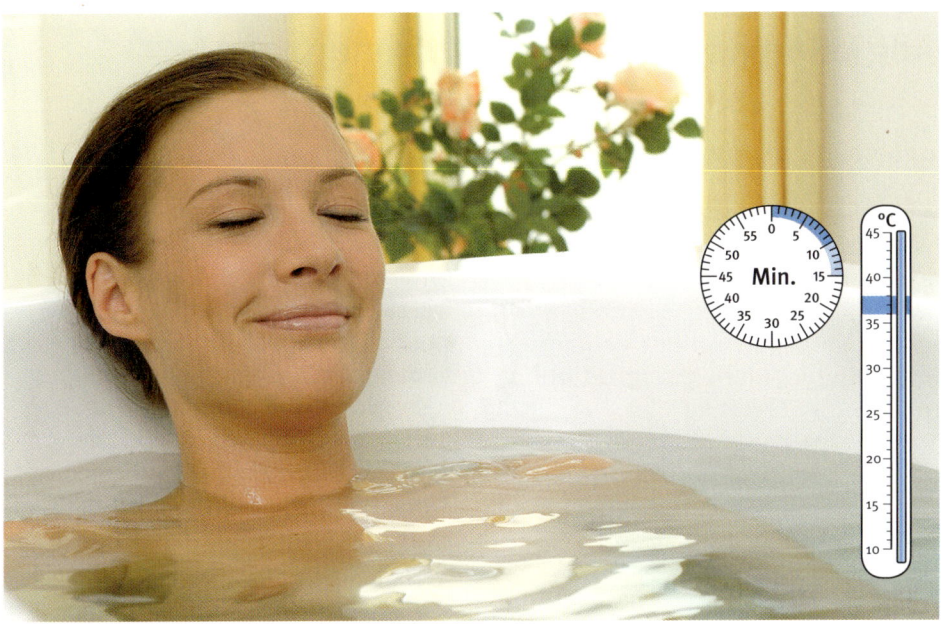

So wird's gemacht

❶ Wanne bis in die Halsgegend mit warmem Wasser (36–38°C) füllen (nach Behaglichkeit), dabei ggf. Badezusätze zugeben.

Badedauer:
10–15 Minuten (zur Beruhigung und Schlafförderung bis 10 Minuten!).

❷ Langsam aufstehen!
❸ Anschließend kühle Abgießung oder kühles Abduschen.
❹ Danach Bettruhe (mind. 20 Minuten) ohne Radio oder Fernsehen! Genießen Sie die Ruhe!

Abgießung nach warmen Anwendungen

Besonders geeignet

- nach Sitzbad, Halbbad, Dreiviertelbad, Vollbad
- bei kräftigen, gesunden Personen

Vorsicht bei/nicht geeignet bei

- Kreislaufschwäche

So wirkt die Anwendung

- Die durch die warmen Bäder vermittelte Wärme bleibt dem Körper erhalten.
- Die Hautgefäße (Kapillaren) ziehen sich zusammen.
- Der Kreislauf stabilisiert sich.

Was Sie brauchen

- Gummischlauch: Länge 1,5 m, Durchmesser ¾ Zoll oder
- Gießhandstück (siehe Bezugsquellen)

So wird's gemacht

❶ Rechtes Bein, linkes Bein jeweils bis zur Leiste;
❷ rechter Arm, linker Arm jeweils bis zur Schulter;
❸ Leib kreisförmig (im Uhrzeigersinn);
❹ dann über die Brust hochgehend bis zur Schulter, sodass ⅓ des Wassers über den Rücken abfließt und ⅔ nach vorne,
❺ zur anderen Schulter überwechseln;
❻ abschließend den Gesichtsguss durchführen,
❼ ruhen.

Der kühle Abguss nach warmen Bädern wird oft als sehr angenehm empfunden, wenn durch das vorangegangene Bad genug Wärme vermittelt wurde.

BÄDER

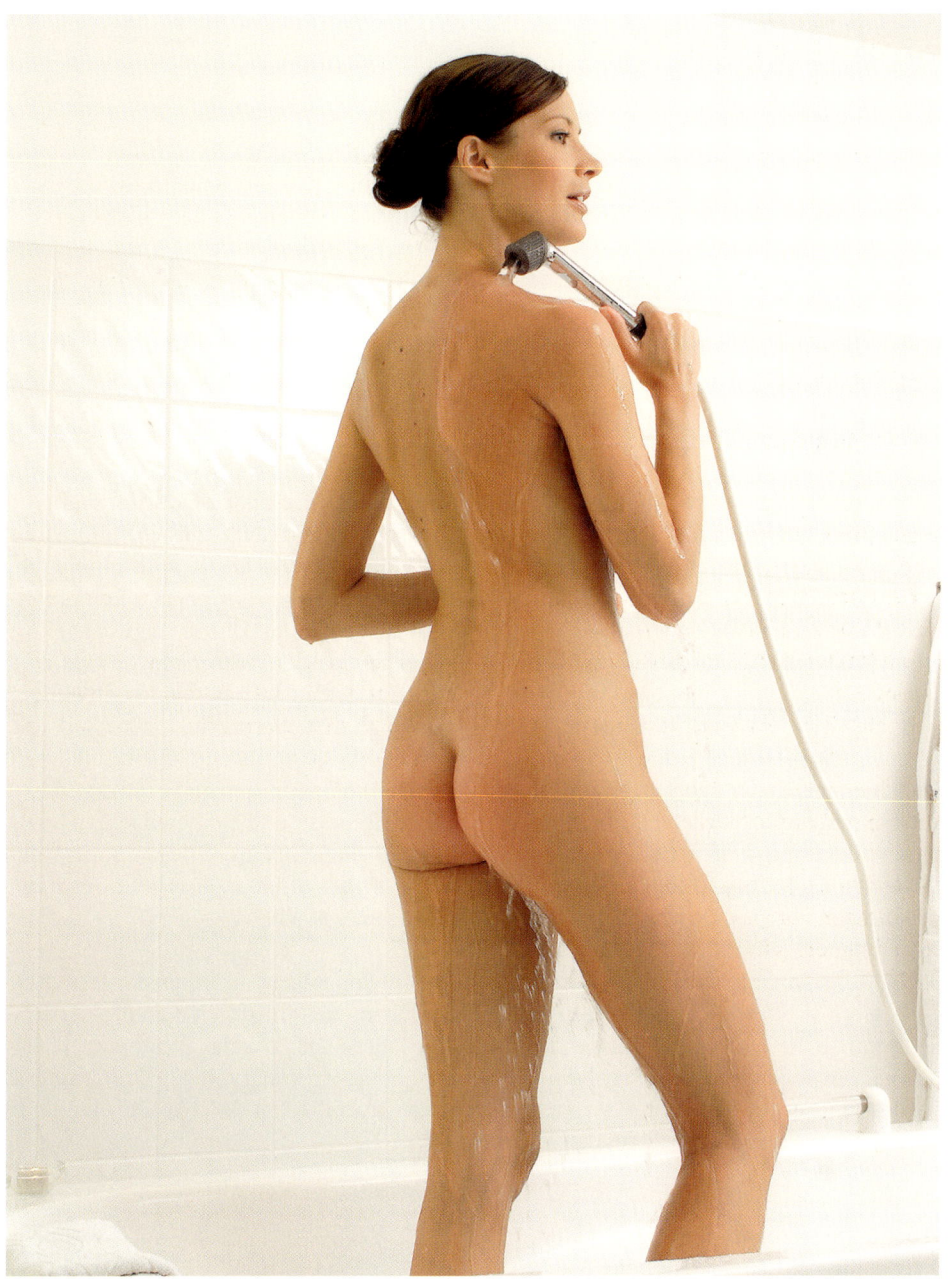

Abhärtung

Vorbeugen ist besser als heilen: In diesem Sinne plädiert Kneipp für die »Abhärtung«. Damit wir uns aber nicht missverstehen – es geht nicht um's »Zähne zusammenbeißen«. Wohlbefinden, Spaß und bessere Fitness sind die Bausteine der Gesundheitspflege und stehen auch hier bei der Abhärtung im Vordergrund.

Wehret den Anfängen

Ich möchte wissen, welche Krankheit in eine verweichlichte Natur nicht leicht eindringen kann, während eine abgehärtete Natur sich nicht das Geringste daraus macht. Die Verweichlichung, behaupte ich, öffnet Thür und Thor für viele Krankheiten.

(Sebastian Kneipp, Mein Testament, 1895)

Verschiedene, in der Regel »kleine« Übungen können die körperliche und psychische Widerstandskraft erhöhen und die Gesundheit schützen. Durch diese Anwendungen wird die Durchblutung der Haut angeregt, auf reflektorischem Wege auch die der inneren Organe. Dadurch verbessern sich die Organleistungen und letztendlich die gesamte Regulation im Körper. Das vegetative Nervensystem wird stabilisiert und verhält sich robuster gegenüber starken Reizen (Stress).

Für Wasserscheue eignet sich das Trockenbürsten, Sonnenhungrige müssen lernen, die richtige Reizdosis herauszufinden, andere wiederum sind geradezu süchtig nach der täglichen Wechseldusche mit kühlem, erfrischendem Abschluss. Während einer anstrengenden Konferenz lässt sich ein kalter Unterarmguss oder ein erfrischender Wasserschwall ins Gesicht einfach ausführen und in der Wirksamkeit leicht überprüfen.

Durch Abhärtung steigen Stimmung und Lebensfreude – und bleiben über längere Zeit auf einem höheren Niveau. Auch hier gilt es herauszufinden, was gut bekommt und Freude macht.

Die auf den folgenden Seiten dargestellten Übungen empfehlen sich zum Einbau in den Tagesablauf wie das Zähneputzen. Sie sind umso wirkungsvoller, je konsequenter sie über die Zeit durchgeführt werden.

Luftbad

Besonders geeignet bei

- Infektanfälligkeit
- Morgenmüdigkeit
- depressiver Verstimmung
- Nervosität, Unausgeglichenheit

Vorsicht bei/nicht geeignet bei

- Frieren, Frösteln

So wirkt die Anwendung

- Verbesserung der körpereigenen Abwehrkräfte (Abhärtung)
- vegetativ stabilisierend, entspannend, harmonisierend
- stoffwechselanregend
- mild kreislaufanregend

Was Sie brauchen

- ca. 5–10 Minuten Zeit
- ggf. warme Socken

So wird's gemacht

Gönnen Sie sich das Innenluftbad (unbekleidet, offenes Fenster) am besten morgens nach dem Aufstehen (beim Rasieren, Betten machen, Aufräumen der Wohnung). Beim Freiluftbad in bewegter Luft (z. B. während der Gartenarbeit) vor Auskühlung (und ggf. neugierigen Nachbarn bzw. Passanten) in Acht nehmen!

❶ Innenluftbad: anfangs bei geschlossenem, später bei geöffnetem Fenster.
❷ Man bewegt sich ca. 5–10 Minuten unbekleidet im Zimmer (je kälter die Luft, umso kürzer die Anwendung).
❸ Gelegentlich die Haut mit der flachen Hand reiben,
❹ möglichst begleitende gymnastische Übungen für Wirbelsäule sowie Arm- und Beingelenke,
❺ abschließend Trockenbürsten (nächste Seite).

Achten Sie auf eine ausreichende Wiedererwärmung!

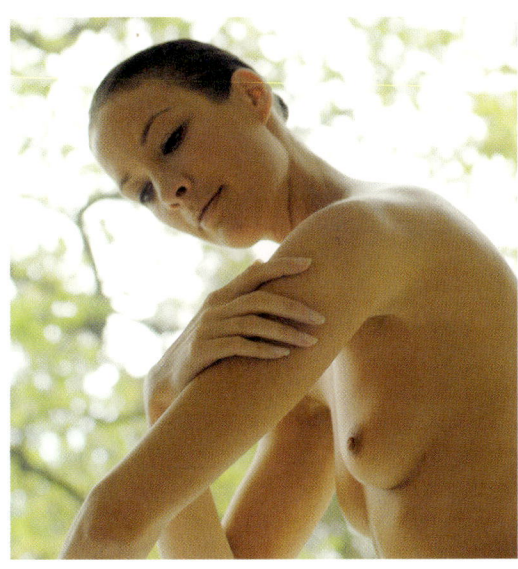

Die Anwendungen

Trockenbürsten der Haut

Besonders geeignet bei

- hohem Blutdruck
- niedrigem Blutdruck
- Verhornungsschäden der Haut
- leichten Krampfadern
- »Wasserscheu«

Vorsicht bei/nicht geeignet bei

- Akne, entzündlichen Hautkrankheiten, Hautverletzungen
- entzündeten Krampfadern einschließlich Beingeschwüren (Beine aussparen!)
- nervöser Übererregbarkeit
- überstarker Körperbehaarung
- Schlafstörungen bei nervösen Menschen (am Abend evtl. zu starker »Wachreiz«)

So wirkt die Anwendung

- hauterneuernd, -regenerierend, -tonisierend (Kosmetik!)
- hautstoffwechselanregend und entschlackend
- durchblutungsfördernd (örtlich und allgemein), reflektorisch auf die Organe wirkend
- psychisch aktivierend, anregend, wohltuend, leistungssteigernd
- blutdruckregulierend (hoher Blutdruck sinkt, niedriger steigt!)
- abhärtend, infektvorbeugend; vegetativ stabilisierend
- herzentlastend; belebend

Was Sie brauchen

- Bürste (Naturfaser, Sisal) mit Schlaufe oder Handgriff und langem abnehmbarem Stiel oder raues Handtuch
- 5 Minuten Zeit

So wird's gemacht

Sind Sie ein »Morgenmuffel«? Dann ist das Trockenbürsten für Sie besonders geeignet, und zwar morgens sofort nach dem Aufstehen. Führen Sie es am besten vor offenem Fenster bzw. nach Lüftung aus. Verstärken Sie den Druck herzwärts! – Bei abendlicher Anwendung können Einschlafstörungen auftreten.

- An den Armen und Beinen zunächst mit Längsstrichen, dann kreisförmig und abschließend wieder mit Längsstrichen bürsten.
- Den Druck beim Bürsten rumpfwärts leicht verstärken.

❶ **Unterkörper**
- rechter Fußrücken, Fußsohle (!)
- rechter Unterschenkel (kreisförmig)
- rechter Oberschenkel
- erst Außen-, dann Innenseite

Abhärtung

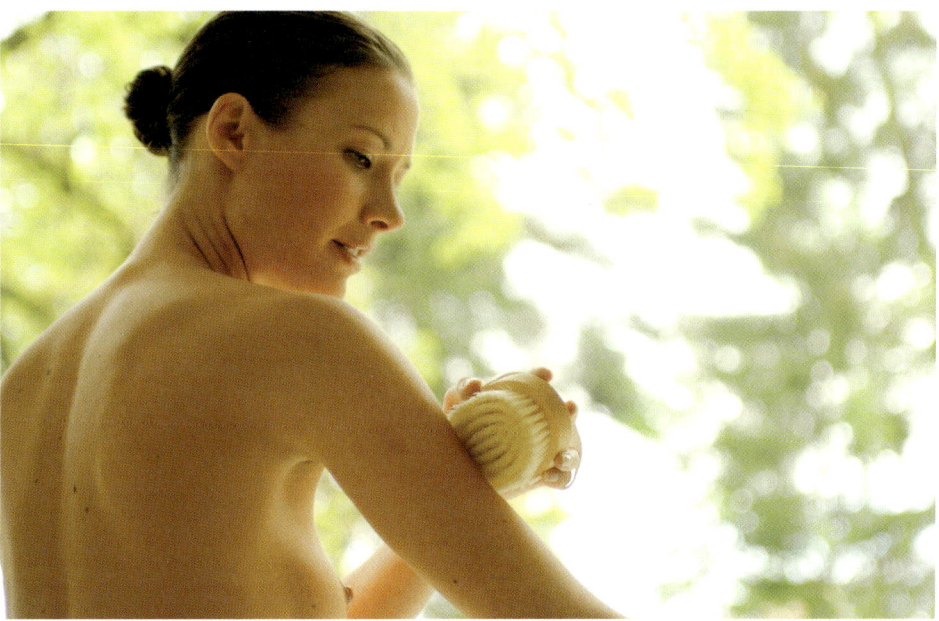

- linker Fußrücken, Fußsohle (!)
- linker Unterschenkel (kreisförmig) linker Oberschenkel
- erst Außen-, dann Innenseite
- Gesäß

❷ **Oberkörper**
- rechter Handrücken
- Arm, erst Außenseite (in Längsrichtung), dann Innenseite
- linker Handrücken ebenso
- Brust zum Brustbein hin
- Bauch im Uhrzeigersinn
- Nacken zur Schulter hin
- Rücken oben
- Rücken unten

❸ **Gesicht**
- besonders weiche Bürste verwenden!

Dauer:
- bis leichte Rötung der Haut eintritt.
- Danach ggf.:
  - kalte Abwaschung
  - Schneeabreibung
  - Haut einölen
  - Gymnastik, Bewegung.

Lichtbad/Sonnenbad 💧

Besonders geeignet bei

- allgemeiner Abwehrschwäche
- Schuppenflechte (Psoriasis vulgaris)
- schlecht heilenden – auch infizierten – Hautwunden
- vegetativer Übererregung
- Pigmentmangel
- Herzentzündung
- akuten entzündlichen Gelenkerkrankungen
- Magen-Zwölffingerdarm-Geschwüren und Schleimhautentzündungen

Vorsicht bei/nicht geeignet bei

- akutem Ekzem
- Lungentuberkulose
- Sonnenallergie
- entzündlichen Leberkrankheiten (Hepatitis)
- Schilddrüsenüberfunktion
- gleichzeitiger Einnahme von Medikamenten, die die Lichtempfindlichkeit der Haut (Fotosensibilität) fördern (Teebaumöl, Johanniskraut, Tretinoin u. a.)

So wirkt die Anwendung

- Verbesserung der Immunität (Abhärtung)
- stoffwechselanregend (Vitamin-D-Bildung!), insbesondere für die Haut.
- Bei Übertreibung (zu große Reizstärke!) kehren sich die Effekte um, und es wächst die Krankheitsbereitschaft des Körpers.

EXPERTEN-RAT

Die wichtigsten Grundregeln

- Nie ohne langsame Abkühlung in kaltes Wasser springen – Lebensgefahr wegen vegetativer Gegenreaktionen (Herzstillstand möglich)!
- Vorsicht an der See und im Gebirge wegen Strahlungsverstärkung durch Reflexionen!
- Bei »Hitzschlag« (Wärmestau, Versagen der körpereigenen Temperaturregulation) sofort Abkühlung durch Schatten, kalte Oberkörper- oder Unterkörperwaschung, Flüssigkeitszufuhr, Arzt verständigen!
- Bei Sonnenstich (Reizung der Nervenzellen von Gehirn und Rückenmark) schonende Abkühlung.
- Schädigungen durch vernünftige, gut dosierte Anwendung vorbeugen, allmähliches Gewöhnen an den Reiz ist wichtig und durch Aufsuchen der Sonnenbank nicht zu ersetzen!

ABHÄRTUNG

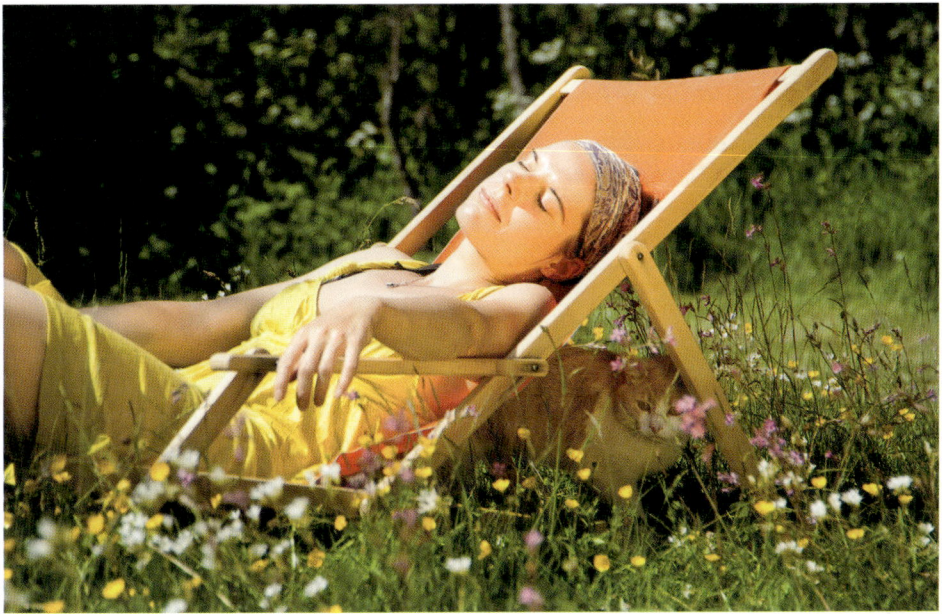

Was Sie brauchen

- ausreichend Flüssigkeit
- Sonnenschutz (Cremes mit Filter, Kopfbedeckung), ggf. Hautschutzöle

So wird's gemacht

❶ Auf natürlichen Sonnenschutz (Bäume, Sträucher) achten, ggf. Körperteile wechselnd bedecken;
❷ langsame Steigerung der Besonnungszeit (anfangs 2–12 Minuten pro Tag);
❸ zur Abkühlung ggf. durch kühles Bad, Brause, Waschung, Guss etc. unterbrechen – langsame Abkühlung (siehe oben!)
❹ Ausgetrocknete Haut einfetten (Hautschutzöle)!

Die Anwendungen

Wassertreten 💧 bis 💧💧

Wassertreten hat eine ausgleichende Wirkung: Es beruhigt am Abend und erfrischt am Tage.

Besonders geeignet bei

- Einschlafstörungen
- beginnenden arteriellen Durchblutungsstörungen
- Krampfadern, venösen Abflussstörungen der Beine, nach Venenentzündung (Thrombophlebitis)
- Störungen der Wärmeregulation
- Infektanfälligkeit
- Neigung zu hohem Blutdruck
- Herzneurose, funktionellen Herzschmerzen
- Sudeck-Stadium I der Beine (Stoffwechselstörung nach Verletzungen, Knochenbruch u. a.)
- »heißem Kopf«, gefäßbedingten Kopfschmerzen
- Benommenheit
- Wetterfühligkeit
- vermehrtem Fußschweiß

Vorsicht bei/nicht geeignet bei

- Harnwegsinfekten, Blasen- und Nierenkrankheiten
- Unterleibsinfektionen bei der Frau
- arteriellen Durchblutungsstörungen schwereren Grades (Schmerz nach Belastung, kürzerer Gehstrecke)
- Frösteln, Frieren, besonders bei kalten Füßen
- während der Menstruation

So wirkt die Anwendung

- venenkräftigend, den venösen Rückstrom fördernd
- entstauend

- nachfolgend (reaktiv) erwärmend, durchblutungsfördernd (hyperämisierend)
- infektvorbeugend bei regelmäßiger Anwendung (abhärtend)
- schlaffördernd (Anwendung am Abend)
- beruhigend
- stoffwechselanregend

Was Sie brauchen

- Wassertretbecken/Badewanne oder
- großen Eimer/Bottich oder
- seichten Uferstreifen/Bach/Stadtbrunnen/Meeresstrand
- das Wasser soll bis handbreit unter das Knie reichen
- ca. 10 Minuten Zeit (einschließlich Aus- und Ankleiden)

ABHÄRTUNG

wichtig

Vermeiden Sie Auskühlung! Wenden Sie daher das Wassertreten und das Armbad nie gleichzeitig an! Sorgen Sie für ausreichende Wiedererwärmung, z. B. durch warme Strümpfe im Bett. Wenn Sie sich lieber bewegen, dann am besten durch einen Spaziergang – aber unbedingt nur mit warmen Füßen!

So wird's gemacht

❶ Hosenbeine/Rock hochhalten;
❷ »Storchengang« (bei jedem Schritt ein Bein aus dem Wasser ganz herausheben), auch im Sitzen möglich.

Dauer:
je nach Wassertemperatur ca. 30–60 Sekunden; aufhören, wenn ein deutliches Kältegefühl bzw. Kälteschmerz eintritt.

❸ Wasser abstreifen, sofort Schuhe und Strümpfe anziehen;
❹ Wiedererwärmung durch Laufen oder im Bett (abends zur Schlafförderung).

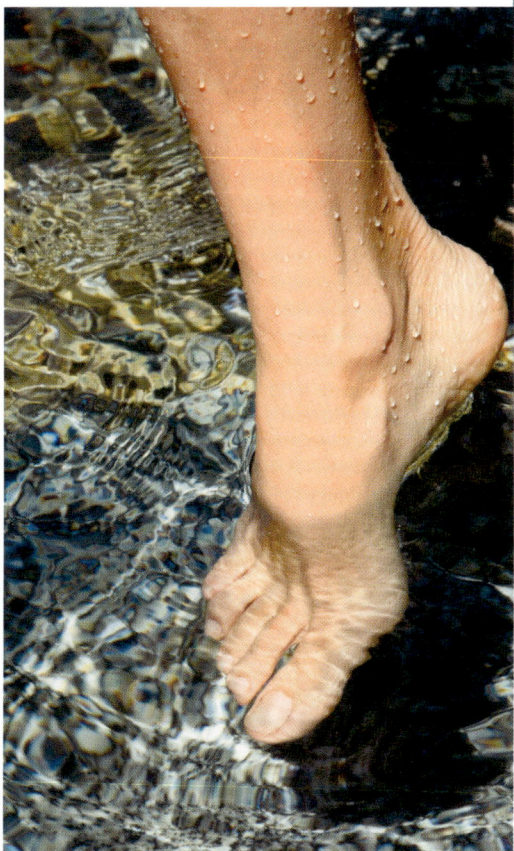

Taulaufen 💧 bis 💧💧

Anzuwenden bei (Indikation)

- arteriellen Durchblutungsstörungen im Anfangsstadium
- Krampfadern
- Morgenmüdigkeit (»Morgenmuffel«)

Vorsicht bei/nicht geeignet bei

- Harnwegsinfekten, Blasen- und Nierenkrankheiten
- Unterleibsinfektionen bei der Frau
- Ischiasnervenschmerzen

- Frieren, Frösteln, kalten Füßen
- arteriellen Durchblutungsstörungen mit Schmerzen beim Gehen
- während der Menstruation
- Gefühlsstörungen in den Füßen bei Diabetes mellitus und anderen Stoffwechselkrankheiten

So wirkt die Anwendung

- durchblutungsfördernd
- venenkräftigend
- vegetativ stabilisierend
- infektvorbeugend (abhärtend)

Was Sie brauchen

- taufeuchten Rasen
- ca. 10 Minuten Zeit

So wird's gemacht

❶ Mit (bettwarmen) Füßen mehrere Min. (maximal 5 Min.) durch taufeuchtes Gras laufen;
❷ spätestens beenden, wenn ein deutliches Kältegefühl eintritt.

Vermeiden Sie Auskühlung! Auf Wiedererwärmung (im Bett, durch warme Strümpfe oder am besten durch Bewegung) achten.

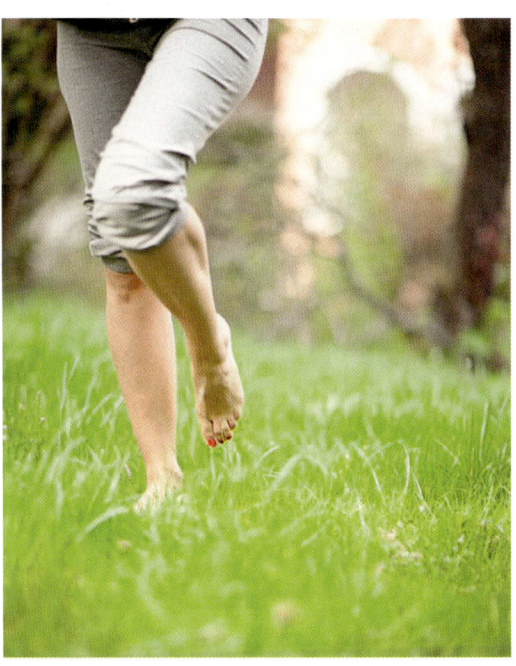

Schneegehen 💧💧

Anzuwenden bei (Indikation)

- chronischen Kopfschmerzen
- Infektanfälligkeit
- Abgeschlagenheit, Müdigkeit
- vermehrtem Fußschweiß

Vorsicht bei/nicht geeignet bei

- Frieren, Frösteln, kalten Füßen
- Unterleibsinfektionen bei der Frau
- während der Menstruation
- Harnwegsinfektion, akuten Blasen- und Nierenerkrankungen
- arteriellen Durchblutungsstörungen mit Schmerzen beim Gehen

So wirkt die Anwendung

- kreislaufanregend
- erfrischend
- durchblutungsfördernd

Was Sie brauchen

- frisch gefallenen, weichen Schnee
- Frotteehandtuch
- warme Wollsocken
- 3 Min. Zeit
- Überwindung

wichtig

Vorsichtig beim Laufen – Rutschgefahr! Führen Sie die Anwendung nur in weichem Schnee aus (verharschter Schnee verursacht Schnittverletzungen). – Nicht auf Metallteilen gehen oder stehen bleiben (Gitterroste, Fußabstreifer etc.) wegen Gefahr des Festfrierens.

So wird's gemacht

❶ Anfangs nur einige Sekunden barfuß im Schnee laufen, bis ggf. schneidendes Gefühl eintritt, später nach Training bis 3 Minuten.
❷ Auf Wiedererwärmung (im Bett, Wollsocken, schnelles Gehen; Trockenfrottieren) achten!

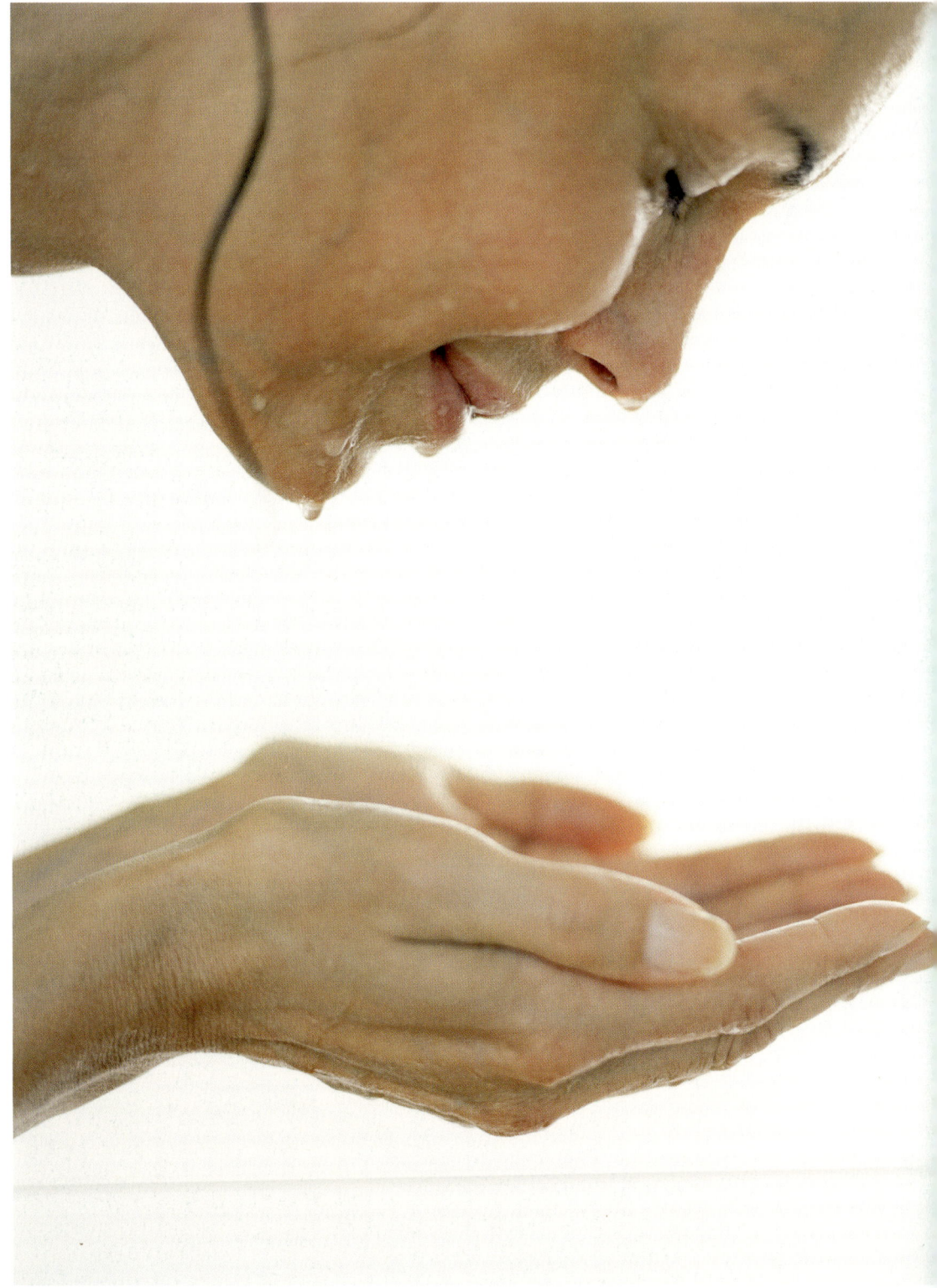

Service

Im folgenden Service-Teil erhalten Sie kurz und knapp zusammengefasst wertvolle Informationen, damit Sie zu Hause Ihr ganz persönliches Kneipp-Wohlfühlprogramm durchführen und stetig erweitern können. Sie erhalten Bezugsquellen für Kneipp-Artikel, eine Liste zum Aufbau Ihrer Kneipp-Hausapotheke, Literaturtipps zum Weiterlesen, hilfreiche Adressen u.v.m.

SERVICE

Ihre Kneipp-Hausapotheke auf einen Blick

Für das Trockenbürsten
- Bürste (mit langem abnehmbarem Stiel), am besten aus nicht zu harter Naturfaser (Drogerien, Apotheken, Fachhandel für medizinische Artikel)

Für Bäder
- Badethermometer (Apotheken, Drogerien)
- Für Wechselbäder (Fuß-, Arm-): 2 Baby- oder Fußbadewannen aus Plastik, alternativ 2 größere Schüsseln/ Wannen/Eimer (Haushaltswarengeschäfte, Fachhandel für medizinische Artikel)

Für Wickel
- Jeweils Innentuch aus Leinen, Zwischentuch aus Baumwolle, Abdecktuch aus Wolle, Größe je nach zu wickelndem Gebiet (Fertigsets in Apotheken oder Versandhandel erhältlich), alternativ auch Geschirr-, Betttücher oder Ähnliches, als Außentuch auch Frotteetuch möglich)
- Dicke Molton- oder Frottee-Unterlage empfehlenswert, aber keine Gummitücher zum Abdecken des Wickels (um das Bettzeug zu schonen!)

Für professionelle Güsse
- Gießhandstück als auswechselbarer Duschaufsatz (Sanitärfachgeschäfte, Versandhandel) oder (wie beim Kneipp-Bademeister) Kneipp-Gießschlauch, 1,5 m lang, ¾ Zoll stark, mit zusätzlicher Armatur
- Lattenrost aus Holz oder Kunststoff für Bade- oder Duschwanne (Fachhandel für medizinische Artikel)

Was Sie sonst noch brauchen können
- Badevorlage, am besten aus Frottee gegen das Auskühlen der Füße
- Kleines Tischchen, Hocker, Schemel für Teil- und Dampfbäder

Zusätze (für Bäder, Teilbäder, Wickel, Auflagen, Dampfbad)
- aus dem Haushalt: Quark, Essig, Salz
- Kräuterzusätze: Stellen Sie eine Kneipp-Hausapotheke mit Fertigzusätzen oder getrockneten Heilkräutern (siehe Seite 117) nach Ihrem persönlichen Bedarf zusammen.

Strickanleitung für Kneipp-Strümpfe

Wegen anhaltender Schwierigkeiten, insbesondere beim Stricken der Ferse, wurde von den Autoren für dieses Kapitel Fremdhilfe in Anspruch genommen.

Material
- dünnes Leinengarn, weiß oder natur
- Nadelspiel Stärke 5

1. Bein
- Erforderliche Maschenzahl aufnehmen,
- bis zur Ferse rundstricken, 2 Maschen rechts, 2 Maschen links (Länge: ca. 35–40 cm).

2. Ferse
- Maschenzahl durch 2 teilen und eine Hälfte für den Fußrücken auf Hilfsnadeln aufheben,
- mit der anderen Hälfte die Ferse ca. 6 cm hochstricken (glatt rechts),
- Maschenzahl durch 3 teilen, die seitlichen Maschen auf Hilfsnadeln legen,
- beim Weiterstricken der mittleren Maschen jeweils eine Masche von den Hilfsnadeln mit der letzten Masche der mittleren Maschen zusammenstricken.
- Wenn alle Maschen der Hilfsnadeln abgestrickt sind, werden die Randmaschen der eben gestrickten Ferse auf beiden Seiten auf je eine Nadel aufgenommen.
- Weiter rundstricken, gegebenenfalls nach jeder dritten Reihe je eine Masche am linken und rechten Knöchel abnehmen bis zur erforderlichen Breite.

3. Spitze
- An der Außen- und Innenseite nach je 3 Reihen 2 Maschen zusammenstricken, bis nur noch insgesamt 8 Maschen übrig sind;
- diese werden auf der linken Seite abgekettet.

SERVICE

Machen Sie die Kneipp-Therapie zu Ihrem Beruf!

Wenn Sie an sich selbst erfahren haben, wie segensreich die Kneipp-Therapie wirken kann, möchten Sie dieses Verfahren evtl. zu Ihrem Beruf machen?

Aus- und Weiterbildung an der Sebastian-Kneipp-Schule

- Ausbildung zum staatlich anerkannten Physiotherapeuten, zum Masseur und medizinischen Bademeister.
- Für Interessierte mit medizinischer Vorbildung besteht die Möglichkeit, an einem Intensivkurs Hydrotherapie teilzunehmen. Infos unter www.kneipp-schule.de
- Weiterbildungskurse zum Kneipp-Gesundheitstrainer. Diese sind befähigt, Kneipp-Anwendungen zur Selbsthilfe in Vorträgen und Kursen weiterzugeben.

- Speziell für Kindergärtnerinnen ist ein Kurs gedacht unter dem Motto »Kinder von heute – Gesunde Erwachsene von morgen«. Genaueres erfahren Sie ebenfalls über die Sebastian-Kneipp-Akademie. Infos unter www.kneippbund.de

Weiterbildungskurse des Kneippärztebundes

Die Ärztegesellschaft für Präventionsmedizin und klassische Naturheilkunde veranstaltet Weiterbildungskurse für Ärzte u. a. für die Erlangung der Zusatzbezeichnung Naturheilverfahren, Ernährungsmedizin, Psychosomatische Grundversorgung und vergibt ein Kneipparzt-Diplom.

Infos unter : www.kneippaerztebund.de; info@kneippaerztebund.de

Bücher zum Weiterlesen

Uehleke, B.: Das große Kneipp-Gesundheitsbuch
Mehr als nur Wassertreten.
Die 5 Behandlungsprinzipien.
Vitalität und Wohlbefinden aus der Natur.
Haug, Stuttgart 2006

Bachmann, R.: Fasten und Heilen nach F.X. Mayr
Der ganzheitliche Ansatz für Verdauung und Gesundheit.
Knaur Verlag München 2006
ISBN 3-426-64278-6
Erhältlich über
www.kraeuterhaus-schweiger.de

Bücher mit Beiträgen von G. Schleinkofer
Physikalische Therapie, Massage, Elektrotherapie und Lymphdrainage.
Thieme 2011
ISBN 978-3-13136872-0

Bachmann, R.: Säure-Basen-Kursbuch
Wenn Übersäuerung krank macht. Sanfte Hilfe bei Beschwerden und Gewichtsproblemen.
Knaur Ratgeber München 2006
ISBN 3-426-64305-7
Erhältlich über
www.kraeuterhaus-schweiger.de

Bezugsquellen für Kneipp-Artikel

Internet-Info

Bestelladresse für Kneipp-artikel (z. B. Gießhandstück, Heusäcke, Fertigzusätze, Fertig-Wickelsets, Gitterroste, Kneipp-Strümpfe, basische Kräutertees, Basenpräparate, Badezusätze)
Kräuterhaus Schweiger
Bahnhofstraße 2
86819 Bad Wörishofen
Tel.: +49 (0) 82475374
Fax: +49 (0) 824790181
E-Mail: info@kraeuterhaus-schweiger.de
www.kraeuterhaus-schweiger.de

Badezusätze, Körperpflegemittel der Kneippwerke
E-Mail: info@kneipp.de
www.kneipp.de

www.kneipp-literatur.de
www.kneipp-wassertherapie.de
www.kneipparzt.de
www.drbachmann.de
www.klinik-naturheilverfahren.de
www.f-x-mayr.net
www.basentherapie.de

Adressen, die weiterhelfen

Kontaktadressen zu Ärzten, Heilpraktikern, Instituten, Kliniken, die mit der Kneipp- und der Säure-Basen-Therapie arbeiten, erhalten Sie unter folgenden Adressen:

Akademie für Naturheilkunde
Römerstr. 21
86842 Türkheim
Tel.: +49 (0) 8247-3930
Fax: +49 (0) 8247-393 199
E-Mail:
drbachmann@t-online.de

Praxisklinik
Dr. Robert M. Bachmann
Hartenthaler Str. 23
86825 Bad Wörishofen
Tel.: +49 (0) 8247-393-400
Fax: +49 (0) 8247-393-199
E-Mail:
kontakt@drbachmann.de
www.praxisklinik-naturheilverfahren.de

Kurse zur Kneipp- Wasser- Therapie
Römerstr. 21
86842 Türkheim
Tel.: +49 (0) 8247-3930
Tel.: +49 (0) 8245-4301
E-Mail: kontakt@f-x-mayr.net
www.f-x-mayr.net

Prof. Dr. med. Peter W. Gündling M.Sc.
Facharzt für Allgemeinmedizin, Naturheilverfahren, Homöopathie, Akupunktur und Ernährungsmedizin
Fasten- u. Badearzt
Sebastian-Kneipp-Str. 4
65520 Bad Camberg
Tel.: +49 (0) 6434-4946

Klinik für Naturheilverfahren Praxisausbildung, Klinik-Praktika
www.praxis-natur
heilverfahren.de

Kneippbund Deutschland
Info/Anfragen über:
www.kneipp-wasser
therapie.de

Kneippbund Schweiz
Info/Anfragen über:
www.kneipp-wasser
therapie.de

Kneippbund Österreich
Info/Anfragen über:
www.kneipp-wasser
therapie.de

Klinik für Naturheilverfahren Reithofpark, Bad Feilnbach
Reithof 1
83075 Bad Feilnbach
Tel.: +49 (0) 8066-18703
Fax: +49 (0) 8066-18718
E-Mail: info@klinik-natur
heilverfahren.de
www.klinik-naturheil
verfahren.de

Klinik für Naturheilverfahren Kaiser Trajan Bad Gögging
Römerstr. 8
93333 Bad Gögging
Tel.: +49 (0) 9445-9660
Fax: +49 (0) 9445-966100
E-Mail: info@klinik-naturheil
verfahren.de
www.klinik-naturheilv
erfahren.de

Fachinformation
Verein für Forschung und Lehre in der Naturheilkunde e. V.
Römerstr. 21
86842 Türkheim
Tel.: +49 (0) 8245-903377
Tel.: +49 (0) 8245-4301
E-Mail: kontakt@naturheil
verfahren-bayern.de
www.naturheil
verfahren-bayern.de

Sebastian-Kneipp-Schule Berufsfachschule für Physiotherapie
Brucknerstr. 1
86825 Bad Wörishofen
Tel.: +49 (0) 8247-96760
Fax: +49 (0) 8247-967644

Info über:
www.kneipp-wasser
therapie.de

Weiterbildung für Ärzte Kneippärztebund
Zusatzbezeichnung
Naturheilverfahren
Kneipparzt-Diplom,
Präventionsmedizin
Hahnenfeldstr.
86825 Bad Wörishofen
Tel.: +49 (0) 8247-901 56
Fax: +49 (0) 8247-901 58
E-Mail:
info@kneippaerztebund.de
www.kneippaerzte
bund.de

Register

A
Abgeschlagenheit 34, 35, 53, 70, 72, 73, 118, 149
Abgießung 30, 113, 134, 137, 138
Abhärtung 12, 26, 34, 35, 40, 50, 51, 53, 74, 140, 141, 144
Abwehrkräfte 25, 26, 141
Adressen 95, 151
Anspannung 18
Armbadewanne 118, 120, 121
Armbad, kalt 12, 14, 15, 17, 118
Armbad, warm heiß ansteigend 12, 14, 15, 17, 21, 118, 120, 121, 129, 147
Armguss 15, 17, 50, 53, 70
Arteriosklerose 33, 74
Arthrose 10, 12, 32, 82, 98, 120, 122, 136
Asthma bronchiale 12, 32, 51, 53, 70, 72, 121
Atemtherapie 24
Auflagen 13, 17, 31, 78, 79, 152
Ausdauertraining 24
Autogenes Training 24

B
Badeextrakte 116, 117
Badeöle 115, 116
Bäder 14, 17, 19, 29, 31, 114, 115, 138, 152
Badesalze 116
Badezusätze 115, 116, 137
Baldrianwurzel 117
Bandscheibenleiden 17
Bewegungsmangel 24, 34
Bewegungstherapie 22, 24
Bezugsquellen 53, 54, 57, 60, 63, 66, 68, 70, 72, 73, 74, 138, 151
Blähungen 12, 44, 49, 104, 133
Blasenentzündung 12, 82, 106, 132, 135

Blitzgüsse 16, 30, 51, 76
Blutdruck 13, 26, 32
Blutdruck, hoch 10, 18, 27, 28, 32, 34, 35, 46, 54, 57, 60, 63, 70, 72, 84, 117, 118, 122, 126, 128, 134, 136, 142, 146
Bluthochdruck 32, 34, 68, 86, 120, 121, 122, 124
Bronchitis 10, 13, 15, 32, 82, 83, 89, 90, 94, 117, 120, 121, 122
Brustwickel 12, 13, 14, 15, 89, 90

C
Chronobiologie 23

D
Dämpfe 110, 113
Dampfkompresse 16, 17, 20, 79, 100, 101
Depression 33
depressiver Verstimmung. Siehe Depressionen
Dreiviertelbad 13, 15, 16, 17, 18, 76, 134, 138
Durchblutungsstörungen 10, 18, 32, 33, 35, 36, 51, 53, 54, 57, 60, 63, 70, 72, 76, 102, 117, 121, 122, 124, 126, 146, 148, 149
Durchschlafstörungen 18, 46

E
Eichenrinde 13, 15, 19, 82, 117, 130
Einschlafstörungen 18, 35, 42, 44, 45, 49, 63, 84, 86, 88, 124, 134, 135, 136, 142, 146
Ekzem 13, 81, 117, 144
Entspannen 20
Entzündungen 14, 26, 66, 77, 81, 82, 84, 86, 88, 92, 94, 100, 104, 107, 111, 117, 120, 136
Epilepsie 34
Erkältungskrankheiten 14, 92, 126, 128, 134, 136
Ernährungstherapie 22, 24
Erschöpfung 10, 14, 23, 42, 44, 117, 118, 122

Essig 81
Eukalyptus 15, 111, 134

F
Fertigpräparate 111
Fichte 120, 122
Fichtennadeln 12, 14, 17, 19, 111, 117
Fieber 10, 11, 14, 34, 81, 84, 85, 89, 92, 93
Fitness 14, 21, 140
Flachgüsse 50
funktionellen Krankheitsbildern 10
Fußbad, ansteigend 12, 13, 14, 15, 16, 17, 20, 33, 34, 69, 124, 125, 126, 133

G
Ganzwaschung 12, 14, 29, 30, 40, 41, 46
Genussgifte 24
Gesichtsdampf 20
Gesichtsguss 15, 17, 20, 21, 50, 73, 113, 138
Gießhandstück 36, 51, 53, 54, 57, 60, 63, 66, 68, 69, 70, 72, 73, 74, 138, 152
Grippaler Infekt 15
Grundregeln 28
Güsse 12, 14, 17, 29, 30, 31, 50, 51, 152

H
Haferstroh 13, 19, 82, 117, 130
Halbbad 17, 18, 30, 135, 138
Halsschmerzen 15
Halswickel 15, 16, 92
Hämorrhoiden 15, 50, 82, 117, 130
Handbrausen 36
Harnwegsinfekten 44, 60, 63, 84, 88, 124, 126, 146, 148
Hautpflege 20
Heiße Rolle 17, 20, 108
Herzbeschwerden 15, 102, 126
Herzkompresse 15, 79, 102, 103, 136
Herzrhythmusstörungen 35, 53, 70, 72

157

Register

Heublumen 82, 94, 95, 120, 122, 134
Heublumensack 12, 20, 94, 96, 97, 98
Heusack 12, 13, 17, 28, 29, 30, 78, 94, 95, 96, 97, 98, 99, 102
Heusack, Brust 12, 13
Hopfen 17, 18, 117
Hot Whirlpool 36
Husten 15, 108, 112, 133
Hydrotherapie 11, 22, 25, 28, 36, 40, 115, 154

I
Infektanfälligkeit 6, 27, 32, 35, 128, 141, 146, 149
Infektionskrankheiten 11, 34, 40, 48, 79
Infektneigung 15
Ischialgie 17, 54, 76

K
Kamille 13, 14, 15, 19, 82, 120, 121, 122, 130
Kamillenblüten 13, 82, 111, 117
Kneipp-Hausapotheke 151, 152
Kneipp-Morgentau 21
Kneipp-Strümpfe 16, 19, 88, 153
Knieguss 16, 54, 56, 60, 63, 125
Kochsalz 83, 89, 116
Koliken 16, 94, 132
Kompressen 79
Kontaktallergie 13
Kopfdampf 14, 15, 110, 112, 113
Kopfdampfbad 13
Kopfschmerzen 16, 54, 57, 73, 96, 108, 121, 124, 126, 128, 146, 149
Krampfadern 10, 16, 19, 44, 54, 57, 60, 63, 77, 88, 124, 125, 126, 128, 129, 134, 135, 136, 142, 146, 148
Kreislaufstörungen 10, 16, 42, 46, 74, 122

L
Lavendelblüten 117
Lehmwasser 19, 81, 88
Leibauflage 12, 16, 19, 104, 106
Leibauflage, heiß 12, 16, 104
Leibauflagen 30
Leibwaschung 18, 19, 41, 49
Lendenwickel 16, 18, 19, 20, 78, 86, 87, 105, 106
Lichtbad 12, 14, 144
Luftbad 12, 14, 15, 19, 141
Lumbalgie 17
Lumbalguss 17, 30, 50, 66, 67

M
Mandelentzündung 16
Mandelöl 117
Melissenblätter 117
Menstruationsbeschwerden 16, 126, 132
Migräne 16, 68, 73
Molke 13, 14, 15, 19, 20, 47, 115, 117, 122, 130, 134, 136
Müdigkeit 17, 53, 70, 72, 118, 149
Muskelentspannung 16, 20
Muskelverspannungen 33, 36, 117

N
Nachtkerzenöl 20, 116, 117
Nackenguss 16, 50, 68, 69
Nasse Strümpfe 18, 88
Neurodermitis 13, 117
Nieren- und Blasenentzündungen 35

O
Oberkörperwaschung 12, 14, 40
Ohrensausen 17, 68
Ölbäder 116
Ordnungstherapie 22, 23, 24

P
Packungen 79, 94
Pfefferminze 111
Pflanzenextrakte 117
Phytotherapie 22, 25
Prellungen 84, 107, 125

Q
Quark 15, 16, 17, 81, 82, 88, 92, 93, 107, 152
Quarkauflage 14, 107

R
Reize 27, 30
Reizstärke 11, 12, 15, 22, 23, 27, 28, 30, 41, 51, 60, 63, 76, 114, 119, 144
Rheuma 17
Rosmarin 13, 16, 18, 19, 21, 122, 134, 136
Rosmarinblätter 117
Rosskastanie 117
Rückenschmerzen 17

S
Sauna 12, 13, 14, 15, 18, 19, 32, 33, 34, 74
Schachtelhalm 82, 117
Schenkelguss 16, 19, 50, 60, 62, 63
Schlafstörungen 6, 10, 17, 125, 128, 134, 142
Schneegehen 12, 14, 21
Schwimmen 29, 33, 34, 35
Schwindel 18, 70, 136
Serienwaschung 14, 40, 48
Sexuelle Fehl-/Unterfunktion 18
Sitzbad, warm 12, 15, 16, 17, 130, 132, 138
Sonnenbad 144
Sonnenbestrahlung 19
Stress 18, 136, 140
Strickanleitung 153

T
Taulaufen 12, 14, 19, 21, 148
Teilbad 6, 13, 14, 19
Teilbäder 17, 29, 30, 114, 115, 152
Teilwaschungen 30
Teilwickel 30, 78
Thymian 12, 13, 14, 15, 83, 89, 111, 120, 122, 134, 136

REGISTER

Thymiankraut 117
Tinnitus 17, 68
Trockenbürsten 12, 13, 14, 15, 16, 17, 19, 30, 31, 140, 141, 142, 152
Trommelfellverletzungen 35

U

Übergewicht (Adipositas) 18
Unterkörperwaschung 12, 14, 18, 19, 31, 40, 41, 144

V

Venenentzündung 19, 37, 81, 124, 126, 146
Venenleiden 10, 19, 121, 124, 125
Verletzungen 34, 107, 126, 146
Verspannung 24, 26, 50, 66, 96, 108
Verstopfung 19, 60, 63, 106, 125, 132, 133
Vollbad 15, 18, 28, 116, 136, 138
Vollbäder 20, 30, 114
Vollguss 30, 74

W

Wacholder 17, 117
Wadenwickel 11, 13, 14, 20, 84, 85
Waschungen 14, 17, 19, 40, 41, 48
Wassertemperatur 27, 37, 119, 131, 147
Wassertherapie. Siehe Hydrotherapie
Wassertreten 12, 14, 15, 16, 18, 19, 21, 30, 33, 146, 147
Wechselarmbad 13, 16, 17, 18, 21, 122
Wechselarmguss 13, 16, 18, 21, 72
Wechselduschen 14, 33, 35, 36
Wechselfußbad 13, 16, 18, 128
Wechselgüsse 15
Wechseljahre 33
Wechseljahresbeschwerden 10, 19, 133
Wechselknieguss 13, 16, 18, 57, 59
Wechselschenkelguss 18, 21, 63

Wechselsitzbad 15, 18, 19, 30, 133
Wechselteilbäder 30
Weichteilrheumatismus 10, 33, 36
Weichteilverletzungen 33
Weizenkleie 13, 117
Wetterfühligkeit 19, 68, 146
Whirlpool 37
Wickel 12, 15, 16, 17, 18, 19, 20, 25, 29, 30, 31, 78, 79, 80, 81, 82, 85, 87, 89, 93, 100, 152
Wickelzusätze 81
Wundheilung 19

Y

Yoga 24

Z

Zinnkraut 15, 82, 117, 130

SERVICE

Liebe Leserin, lieber Leser,

hat Ihnen dieses Buch weitergeholfen? Für Anregungen, Kritik, aber auch für Lob sind wir offen. So können wir in Zukunft noch besser auf Ihre Wünsche eingehen. Schreiben Sie uns, denn Ihre Meinung zählt!

Ihr TRIAS Verlag
E-Mail-Leserservice: heike.schmid@medizinverlage.de
Lektorat TRIAS Verlag, Postfach 30 05 04, 70445 Stuttgart, Fax: 0711-8931-748

Impressum

Programmplanung: Alke Rockmann

Redaktion: Blanche Radom
Bildredaktion: Christoph Frick

Umschlaggestaltung und Layout:
CYCLUS Visuelle Kommunikation, Stuttgart

Bildnachweis:
Umschlagfoto: Gettyimages
Fotos im Innenteil:
Almgren – Fotolia.com: S. 145; Bit.it – Fotolia.com: S. 111; f/2.8 by ARC – Fotolia.com: S. 22, 147; Gettyimages: S. 3; jitendra jonnagaddal – Fotolia.com: S. 4, 8; Thomas Möller, Stuttgart: S. 29, 40, 41, 43, 45, 47, 49, 52, 53, 55, 61, 67, 69, 71, 73, 75, 79, 85, 87, 88, 91, 93, 95, 97, 99, 100, 101, 103, 105, 107, 108, 109, 113, 119, 123, 127, 129, 131, 135, 137, 139, 141, 143; Holger Münch, Stuttgart: S. 148; Plainpicture/Folio Images: S. 5, 38; Plainpicture/Johner: S. 150
Die abgebildeten Personen haben in keiner Weise etwas mit der Krankheit zu tun.

Die Fotos entstanden im Steigenberger Hotel »Der Sonnenhof« in Bad Wörishofen.

5., überarbeitete Auflage 2013 TRIAS Verlag

© 2006/2013 TRIAS Verlag in
MVS Medizinverlage Stuttgart GmbH & Co. KG
Oswald-Hesse-Straße 50, 70469 Stuttgart

1. bis 3. Auflage 1999 Georg Thieme Verlag Stuttgart

Printed in Germany

Satz und Repro: Fotosatz Buck, Kumhausen
gesetzt in: Adobe InDesign CS5
Druck: AZ Druck und Datentechnik GmbH, Kempten

Gedruckt auf chlorfrei gebleichtem Papier

ISBN 978-3-8304-6571-3   1 2 3 4 5 6

Auch erhältlich als E-Book:
eISBN (PDF)   978-3-8304-6572-0
eISBN (ePub)   978-3-8304-6573-7

Bibliografische Information der Deutschen Nationalbibliothek
Die Deutsche Nationalbibliothek verzeichnet diese Publikation in der Deutschen Nationalbibliografie; detaillierte bibliografische Daten sind im Internet über http://dnb.d-nb.de abrufbar.

Wichtiger Hinweis: Wie jede Wissenschaft ist die Medizin ständigen Entwicklungen unterworfen. Forschung und klinische Erfahrung erweitern unsere Erkenntnisse, insbesondere was Behandlung und medikamentöse Therapie anbelangt. Soweit in diesem Werk eine Dosierung oder eine Applikation erwähnt wird oder Ratschläge und Empfehlungen gegeben werden, darf der Leser zwar darauf vertrauen, dass Autoren, Herausgeber und Verlag große Sorgfalt darauf verwandt haben, dass diese Angaben dem Wissensstand bei Fertigstellung des Werkes entsprechen, jedoch kann eine Garantie nicht übernommen werden. Eine Haftung des Autors, des Verlags oder seiner Beauftragten für Personen-, Sach- oder Vermögensschäden ist ausgeschlossen.

Geschützte Warennamen (Warenzeichen) werden nicht besonders kenntlich gemacht. Aus dem Fehlen eines solchen Hinweises kann also nicht geschlossen werden, dass es sich um einen freien Warennamen handelt.

Das Werk, einschließlich aller seiner Teile, ist urheberrechtlich geschützt. Jede Verwertung außerhalb der engen Grenzen des Urheberrechtsgesetzes ist ohne Zustimmung des Verlags unzulässig und strafbar. Das gilt insbesondere für Vervielfältigungen, Übersetzungen, Mikroverfilmungen und die Einspeicherung und Verarbeitung in elektronischen Systemen.

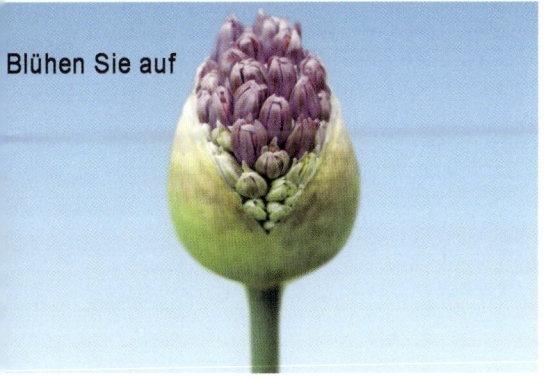

Blühen Sie auf

ache deine Neigung zum Beruf

…dyfeet ist die führende Schule in der Schweiz für …plomausbildungen in Naturheilkunde und manuellen …erapien. Interessieren dich beispielsweise die Berufe des …ilpraktikers oder des Berufsmasseurs? Wage den ersten …hritt zu einer beruflichen Neuausrichtung, bestelle jetzt …ser Ausbildungsprogramm oder besuche unsere Webseite … weitere Informationen.

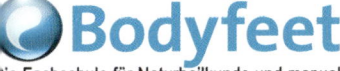

…ie Fachschule für Naturheilkunde und manuelle Therapie
…er Weg der zu dir passt.
… Thun, Aarau und Rapperswil.
…ail@bodyfeet.ch, www.bodyfeet.ch

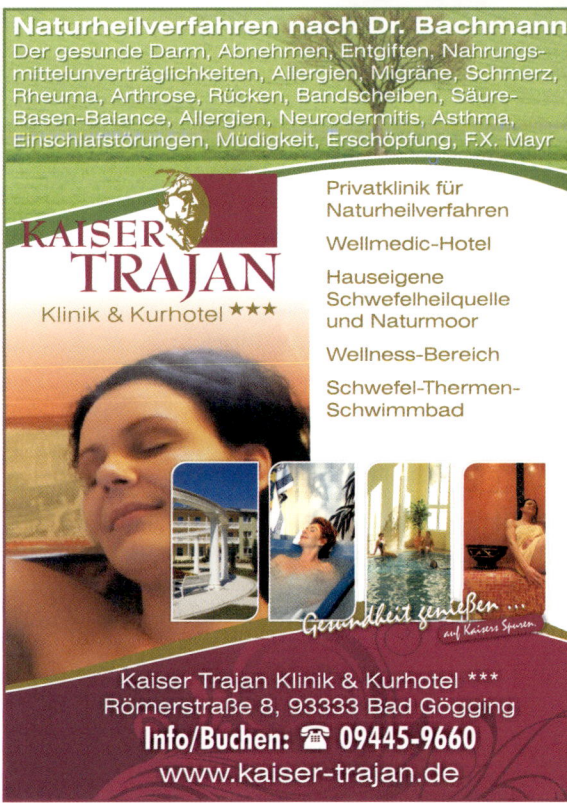

Naturheilverfahren nach Dr. Bachmann
Der gesunde Darm, Abnehmen, Entgiften, Nahrungsmittelunverträglichkeiten, Allergien, Migräne, Schmerz, Rheuma, Arthrose, Rücken, Bandscheiben, Säure-Basen-Balance, Allergien, Neurodermitis, Asthma, Einschlafstörungen, Müdigkeit, Erschöpfung, F.X. Mayr

KAISER TRAJAN
Klinik & Kurhotel ★★★

- Privatklinik für Naturheilverfahren
- Wellmedic-Hotel
- Hauseigene Schwefelheilquelle und Naturmoor
- Wellness-Bereich
- Schwefel-Thermen-Schwimmbad

Gesundheit genießen… auf Kaisers Spuren

Kaiser Trajan Klinik & Kurhotel ★★★
Römerstraße 8, 93333 Bad Gögging
Info/Buchen: ☎ 09445-9660
www.kaiser-trajan.de

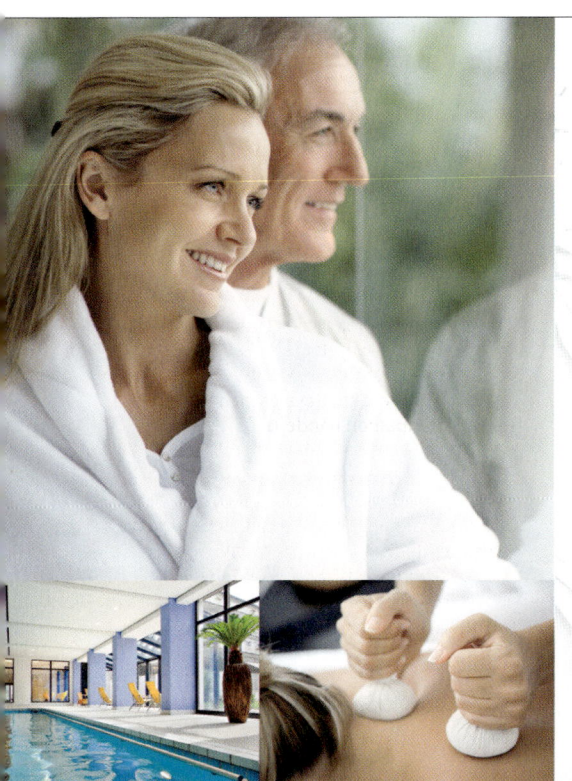

Unwiderstehlich gesund

Über das Sebastianeum

Im Mai 2012 wurde der Neubau des Kneipp- & Gesundheitsresort SEBASTIANEUM**** im schönen Allgäu eröffnet. Über 120 Jahre Wissen gehen nun in einem modernen und zeitgemäßen Resort auf. Entdecken Sie Gesundheit neu. Healthstyle aus Tradition.

Kneippstraße 8 · D-86825 Bad Wörishofen/Allgäu
Telefon: +49 (0)8247 355-0
reservierung@barmherzige-bad-woerishofen.de
www.sebastianeum.de

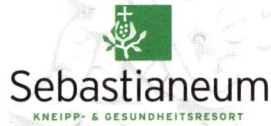

Sebastianeum
KNEIPP- & GESUNDHEITSRESORT

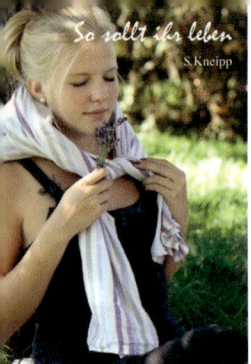
So sollt ihr leben
S. Kneipp

Privatklinik

Kontakt/Information:
Praxisklinik Dr. Bachmann
Postfach 1143 D - 86814 Bad Wörishofen
Tel.: 0049 (0) 8247 – 3930 Fax: 0049 (0) 8247 - 393199
E-Mail: drbachmann@t-online.de
www.privatklinik-naturheilverfahren.de

Weitere Infos zu Naturheilverfahren:
www.kneipp-wassertherapie.de
www.basentherapie.de

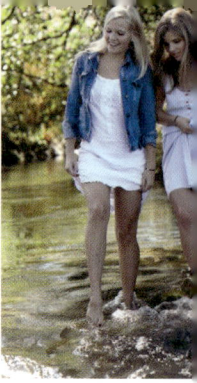

WIR BEHANDELN MIT WISSENSCHAFTLICH ANERKANNTEN VERFAHREN:
Abnehmen, Entgiften, Entschlacken, Entsäuern, Darmsanierung, Gesunder Darm,
Allergie, Asthma, Neurodermitis, Nahrungsmittel, Schmerz, Migräne, Kopfschmerz,
Müdigkeit, Erschöpfung, Arthrose, Bandscheiben, Herz, Kreislauf, Harnsäure, Gicht,
Weichteilrheuma, Venen, Säureleiden, Stoffwechsel, Risikofaktoren u.a.

Bad Wörishofer
Kräuterhaus Schweiger
Naturdrogerie, Kneippkur-Bedarf, eigene Herstellung

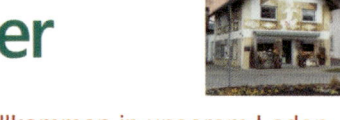

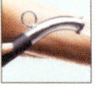 **Original Wassergießrohr nach Pfarrer Kneipp**

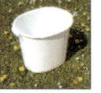 **Wannensortiment für Arm-, Fuß- und Sitzbäder**

Willkommen in unserem Laden

Bahnhofstraße 2
(gegenüber Kurhaus)
86825 Bad Wörishofen
Telefon 0 82 47-9 01 80

 Nasse Strümpfe und Wickel

 Heilkräuter, Teemischungen und Badezusätze

www.kraeuterhaus-schweiger.de

Kurse in Diagnostik und Therapie nach F.X. Mayr

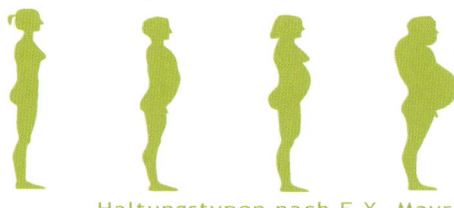
Haltungstypen nach F.X. Mayr
www.f-x-mayr.net

Kontakt / Mitgliedschaft
F.X. Mayr e.V.
Römerstr. 21 D-86842 Türkheim
Tel.: 0049 (0) 8247 - 3930
Fax: 0049 (0) 8247 - 393199
E-Mail: kontakt@drbachmann.de

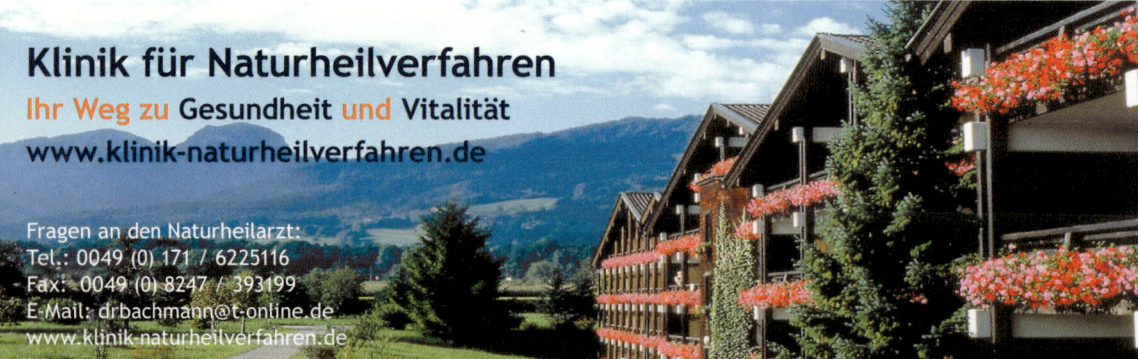

Klinik für Naturheilverfahren
Ihr Weg zu Gesundheit und Vitalität
www.klinik-naturheilverfahren.de

Fragen an den Naturheilarzt:
Tel.: 0049 (0) 171 / 6225116
Fax: 0049 (0) 8247 / 393199
E-Mail: drbachmann@t-online.de
www.klinik-naturheilverfahren.de